# TRAITÉ

## D'HYGIÈNE DOMESTIQUE.

DE L'IMPRIMERIE DE RICHOMME,

RUE SAINT-JACQUES, N°. 67.

# TRAITÉ

# D'HYGIÈNE DOMESTIQUE,

RÉDIGÉ

D'APRÈS LES PRINCIPES DE LA DOCTRINE PHYSIOLOGIQUE.

## Par P. F. VIDALIN,

DOCTEUR EN MÉDECINE DE LA FACULTÉ DE PARIS.

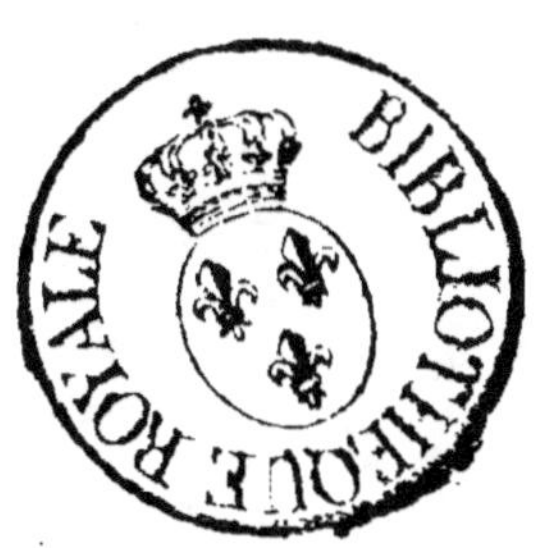

> Quelles conséquences importantes ne pas
> attendre en effet de cette science intéres-
> sante, qui, nous apprenant à régir et notre
> corps et notre intelligence, nous prépare,
> sous l'influence de ce double empire, à la
> santé et à la vertu.
>
> *Discours préliminaire.*

## A PARIS,

Chez M^lle. DELAUNAY, Libraire, rue St.-Jacques,
N°. 71.

1825.

# DISCOURS PRÉLIMINAIRE.

S'IL est vrai que toutes les connaissances humaines aient été instituées à l'intention de l'homme; si toutes, parties de cette source unique et distribuées dans des directions variées, pour arriver à ses besoins, à ses commodités, à ses plaisirs, tendent, dans un concours commun, à le rendre plus heureux; pourquoi partout ces germes de la félicité privée, ces élémens de la prospérité publique sont-ils si généralement ignorés? La vérité ne luit que pour quelques-uns! elle est le patrimoine presqu'exclusif de quelques hommes, et le reste immense de l'espèce humaine est voué à l'ignorance, à l'erreur, et au préjugé; ce n'est point pour lui que les arts enfantent leurs merveilles et leurs ravissemens : ils ne viennent point charmer son existence et consoler ses disgraces. C'est en vain que le génie, pénétrant les secrets de la nature, aura enrichi

l'entendement humain de quelqu'idée nouvelle et utile; il n'aura rien fait pour lui.
Ces hommes, dénués de la culture la plus
commune, étrangers pour la plupart à la
représentation de la pensée par le signe,
loin de pouvoir sourire aux aimables
conceptions des arts ou d'atteindre aux
abstractions du génie, ignorent jusqu'aux
règles les plus ordinaires, les plus essen-
tielles de la vie; celles de leur bien-être,
comme celles de leur conservation, leur
sont également inconnues; et dans leur
sensibilité inculte et grossière, ils ne re-
çoivent des progrès de l'esprit humain,
que cette modification lente, imparfaite
et presqu'insensible qu'amène le temps.

Non, sans doute, admettre tous les
hommes à une culture, à une éducation
communes, n'est pas chose possible : cette
conception est un rêve, une chimère; si
ce beau rêve sourit un instant à l'imagination, l'instant d'après la raison le repousse.
Ils doivent renoncer à cette égalité; car,
si d'une part des hommes se vouent à la
méditation, d'autre part il en est qui doi-

vent se vouer au travail, condition indispensable pour s'alimenter, eux et ces
hommes privilégiés par la fortune.

Mais serait-il impossible, impraticable,
après avoir fait une part dans la grande
série des connaissances humaines, du petit nombre de celles qui ont une relation
intime et immédiate avec le bonheur de
l'homme, d'en rendre la communication
générale? Je ne le crois pas : tout me
porte à penser le contraire. Cette idée est
généreuse et bienveillante, digne de l'attention de tous les amis de l'humanité.
Elle le serait d'un gouvernement grand et
patriotique, qui voudrait appliquer une
partie de ses forces à agrandir les destinées de l'homme par une bonne éducation nationale. Dans son accomplissement
se trouveraient les garans les plus sûrs,
pour le premier, d'une gloire immortelle,
et pour le second, d'une prospérité immense. On parle tous les jours de la per-
fectibilité humaine : quelques hommes
sensibles et bons font des vœux pour elle :
eh bien, ces vœux resteront stériles et

impuissans, tant que le génie, dans sa marche rapide et démesurée, laissera si loin en arrière de lui la plus grande partie du genre humain. Pour quel esprit raisonnable, sincère et de bonne foi, peut-il être douteux maintenant que la félicité sociale consiste dans une tendance continuelle à l'équilibre des richesses et du développement moral.

Au nombre de ces connaissances intéressantes, utiles pour la société, je signalerai l'hygiène, ou la science de la conservation de la santé. Sans doute, à bien des titres, elle mérite d'échapper à cet empire dégradant de l'ignorance appesanti sur le peuple. De sages législateurs, dont la profonde sagesse sera toujours un sujet d'étonnement pour l'univers, convaincus de l'immense influence de cette science sur les prospérités publiques, firent entrer ses préceptes les plus importans dans la confection des lois de leur pays. L'hygiène était chez ces peuples célèbres environnée d'un respect égal à celui qu'on portait aux institutions sacrées de la patrie ; aussi sous l'influence d'une science qui recommandait la tempérance, ces peuples se firent-ils remarquer par la beauté et la vigueur de leur corps, en même temps que par la bonté de leurs mœurs et l'exercice de toutes les vertus. C'est à eux qu'appartinrent ces brillantes générations, aussi belles, aussi élégantes qu'elles avaient d'énergie et de patriotisme, et que le monde ne connaît plus que par le souvenir. C'est dans l'imitation de leurs formes superbes et gracieuses que les sculpteurs réalisèrent pour l'un et l'autre sexe ce prototype de la beauté ; merveilleux ensemble d'ordre, de proportions, de grandeur, de majesté et de graces, que notre vanité blessée refuse d'admettre pour l'expression de la nature, et dont elle croit se venger en les désignant du nom de productions idéales. C'est avec leurs généreux citoyens que Léonidas allait mourir aux Thermopyles ; c'est avec eux que Xénophon faisait sa retraite immortelle des dix mille ; c'est au milieu d'eux qu'Hyppocrate refusait les présens d'un grand roi ; au milieu d'eux encore , Socrate , organe de la sagesse , manifestait ses nobles inspirations ; et ces traits sublimes de courage , de patriotisme et de vertu ont bien plus droit de nous surprendre encore.

Tels étaient les heureux résultats d'une bonne éducation publique , dans laquelle la considération de l'hygiène entrait comme donnée principale. Quelles conséquences importantes ne pas attendre en effet de cette science intéressante , qui , nous apprenant à régir et notre corps et notre intelligence , nous prépare , sous l'influence de ce double empire , à la santé et à la vertu. Santé , vertu , biens précieux , biens infinis , que l'homme ne devrait jamais aliéner, sans vous est-il quelque bonheur? n'en êtes-vous pas la condition rigoureuse, indispensable? Malheureux celui qui vous néglige ; bien plus misérable celui qui vous a perdues !.... Quoi ! serions-nous insensibles à la possession de biens si intéressans ? Non ! nous les voulons, nous les désirons : tout dans notre organisation nous en fait un besoin, une nécessité. Un sentiment intérieur, toujours actif et pressant, celui de la conservation, nous y sollicite : faut-il que des excès et des vices nombreux viennent étouffer sa voix sacrée ! Mais pour être obscurci un instant, il ne périt pas, il revient sensible à l'appel de la raison, d'autant plus entraînante, qu'elle est plus éclairée.

Noble et fière dans ses destinées, l'hygiène, chez ces peuples célèbres, n'avait qu'à favoriser les heureux élémens de santé et de vertu dont une nature libérale les avait dotés. Plus humble, plus secourable dans ses relations avec nous, elle est appelée à un rôle de réparation. C'est à l'hygiène, devenue familière et domestique parmi nous, à réparer les dégradations nombreuses survenues par nos propres torts, et qui pis est encore, par ceux de nos pères, qui nous donnèrent la vie avec les modifications qu'ils lui avaient imprimées. C'est à l'hygiène, devenue plus philosophique, à ramener à leur but originel nos passions, dont les aberrations nombreuses sont une cause de calamité et pour nous-mêmes et pour la société entière.

Au milieu des combats que livre chaque jour la raison humaine pour reconquérir son indépendance perdue, trop long-temps asservie à travers des siècles d'imposture, de fanatisme et de calamités, dans cette lutte mémorable de la vérité contre l'erreur, de la vertu contre le vice, du droit contre l'abus, et du courage contre l'oppression, sans doute importante pour les libertés publiques, cette science qui prépare la vertu, mérite de venir prendre un rang glorieux dans ces justes contestations de l'esprit humain. Elle y figurerait comme grande cause de succès, si nous n'éprouvions pas d'obstacle à la populariser. C'est aux esprits généreux et patriotiques, aux vrais amis de l'humanité, à favoriser ses destinées. C'est sous leurs auspices, sous leur protection, qu'elle doit se présenter à la société : son triomphe sera la plus belle partie de leur gloire, comme il sera la partie la plus douce de leur félicité.

Des temples nombreux sont ouverts de toutes parts à l'enseignement de la morale : sans doute ce zèle est bien louable. Quoi de plus digne en effet de l'empressement, de l'amour et de la vénération des hommes que la morale ! Mais cette autre institution qu'un philosophe de grande mémoire considérait à l'égale d'une vertu, et qui, si elle n'est pas elle-même une vertu, a au moins la faculté de les favoriser et de les faire germer toutes, l'hygiène ne demande pas des autels ; elle approuve leur consécration à une croyance plus supérieure, plus sublime ; mais comme connaissance éminemment utile à tous, n'aurait-elle pas le droit de réclamer des lieux publics d'enseignement ?

Ce serait un spectacle beau et touchant à la fois pour la philosophie, que de voir les administrateurs des peuples ouvrir des cours publics d'enseignement pour l'hygiène, où, à des époques périodiques, comme celles consacrées au culte religieux, les hommes de tout âge, de tout sexe, iraient apprendre à gouverner leur santé , et à se préparer à la sagesse.

Chacun viendrait y apprendre les règles générales de la conservation de la santé, et celles plus spéciales relatives aux tempéramens, aux sexes, aux âges et aux circonstances fixes ou éventuelles de la vie. Instruit des altérations que peuvent exercer sur lui les divers corps de la nature, l'homme serait plus rarement la victime d'accidens dont il pourrait écarter les occasions. Nous aurions moins souvent à déplorer la perte de ces individus qui, brillans de tous les attributs de la santé, passent pour ainsi dire instantanément de la vie à la mort, sous l'atteinte d'imprudences qu'ils auraient pu éviter s'ils avaient été instruits. L'on verrait plus rarement les hommes s'adonner à des excès dont ils ignorent les conséquences, et dont les effets les plus prochains sont de compromettre leur existence, ou bien, dans des termes plus reculés, de leur occasionner des infirmités cruelles.

Ces habitudes d'enseignement favoriseraient celles de réflexion et de raisonne-

ment, et de leur concours naîtraient l'ordre,
la pureté, l'élégance des mœurs, des goûts
plus nobles, une raison plus sure, et une
façon générale de vivre meilleure.

L'homme enfant, qui n'a pas seulement
une santé à conserver, mais qui a de plus
un grand développement de corps à acquérir, et qui est assailli de sensations sans nombre, dont le concours, bien ou mal réglé,
doit constituer son expérience, sa raison,
viendrait apprendre à cette école à garantir son existence, image d'une belle fleur,
délicate et frêle comme elle, contre laquelle tout conspire, et en faveur de laquelle il a si peu de résistance à opposer;
ce n'est pas sans intérêt et sans profit qu'il
écouterait les conseils relatifs au développement de ce corps à la perfection duquel
il commence déjà à être sensible; et dans
une direction sage et raisonnée, donnée
au cours vagabond de ses sensations, n'en
doutons pas, nous ouvririons les portes
de la vie et de l'avenir à de vastes génies
qui meurent avortés, loin de cette lumière
près de laquelle tout germe, tout grandit,

loin de laquelle tout languit, tout périt ; et pour résultat inévitable, nous obtiendrions une amélioration générale de la raison humaine. Et ces bienfaits ne seraient pas les seuls qu'on pût rendre à ces intéressantes créatures : il en existe encore un supérieur sans contredit à tous ; son omission crie tout haut contre l'apathie coupable des hommes. L'imagination de l'enfant, provoquée dans les villes par les tableaux multipliés de la volupté ou par la contagion d'un exemple criminel, aspire et s'élance par des voies illégitimes vers des plaisirs que la nature réservait pour un autre âge : ces enfans infortunés, impatiens de jouir, anticipent sur leur puberté, anticipant à la fois sur leur santé, leur existence et leur bonheur, s'ils ne se les ravissent pas pour toujours. Prendre l'enfant par la main, le conduire vers l'abîme où il se précipite, et lui en faire pressentir toute la profondeur et toute l'horreur, est dans mon sentiment la seule voie de correction d'un vice déplorable qui menace de dévorer toute l'espèce humaine.

L'homme adulte, que la nature a préparé pendant seize ans pour l'accomplissement d'une fonction qui assure à l'espèce humaine sa durée, et au monde une fraîcheur et une jeunesse éternelles, va entrer en possession de ce nouveau besoin. Entraîné par cette passion nouvelle, il va se lancer dans la région des orages ou ajouter à sa félicité encore incomplète, la plus ravissante, la plus enivrante de toutes : instruit à cette école de sagesse, il saurait modérer, tempérer, retenir dans ses limites naturelles cette impulsion énergique dont l'exaltation déréglée n'a fait que des malheureux.

Le vieillard viendrait encore y chercher des commodités, des plaisirs pour ses vieux jours. Rendu sage et tempérant par elle, aux diverses saisons de sa vie, exempt de douleurs et d'infirmités, il n'éprouverait d'autres soucis, d'autres douleurs que la *difficulté d'être*; et arrivé à son terme marqué par une longue durée, il se réfugierait avec calme et résignation dans le sein de la nature.

Que de bienfaits nombreux et inconnus je vois couler de cette source nouvelle ! Les hommes rendus à la tempérance trouvent facile l'accomplissement de toutes les vertus sociales : de leur pratique naît la félicité privée et publique. Rappelés sous les lois de cette nature, dont les excès et les vices de la civilisation les font à chaque instant sortir , ils peuvent, conciliant l'une avec l'autre, jouir de leurs avantages réciproques, qui constituent l'état de choses le meilleur. Je vois périr faute des excès qui lui avaient donné naissance, ce fléau qui allait frapper la vie à sa source, en faisant la honte des temps modernes ; les générations marchent affranchies de ses dégradations infâmantes. La chasteté et la retenue des deux sexes préparent à l'État des enfans sains et vigoureux, aptes un jour à être hommes et d'excellens citoyens. Sur les débris d'un monde ancien dégénéré s'élève une génération nouvelle, pleine de sève et de vigueur, heureuse du présent, riche de l'avenir, propre à l'exercice des généreux sentimens et des nobles mouvemens dont la nature a déposé le germe dans nos cœurs, où nos torts propres, de concours avec le vice de nos institutions, vont l'étouffer.

Brillante illusion, tableau de bonheur, image d'un état de choses excellent, que ne puis-je t'appeler à la réalité ! que ne puis-je te donner la vie et le mouvement, comme mon imagination émue les communique à l'inspiration chaleureuse qui te figure ! Temps heureux, temps glorieux, non, il ne me sera pas donné de vous voir ! Hélas ! le bien est si difficile à venir comme à faire ! la vérité a tant d'obstacles à surmonter, tant d'ennemis à vaincre, que je ne dois guère vous compter que spéculativement. En attendant, j'espère, je fais des vœux, et j'écris ce livre.

Je ne suis point le premier dans ce genre de mission : antérieurement à moi, des médecins avaient eu l'idée d'adresser aux princes, aux courtisans, des avis sur les moyens de conserver leur santé. Cette douce sollicitude, cette inquiète bienveillance pour les princes, les courtisans, est sans doute bien louable ; mais à une époque, où l'on tient un peu plus compte du peuple, et où il y a dans un état autre chose que des princes, des courtisans, peut-être m'approuvera-t-on d'avoir songé à éclairer cette portion si intéressante et si indispensable de la société : elle fait tant pour nous ! à notre tour ne devons-nous pas faire quelque chose pour elle ? Hommages soient rendus à *Tissot* et à *Bucham*, qui tous les deux écrivirent des ouvrages destinés au peuple ; le premier, sous le titre d'*Avis au peuple sur sa santé*, le second, sous le titre de *Médecine domestique*. Hommages soient rendus à leurs intentions, sans vouloir les disculper du reproche qu'on leur a fait de donner par là un arbitre dangereux à tout le monde dans des choses où il importe que le médecin seul juge. Honorons la mémoire de *Ramazzini*, qui, en écrivant sur les maladies des gens du peuple, fit un vrai présent à la société, en l'éclairant sur cette partie intéressante de l'hygiène.

Willich, médecin anglais, a écrit un

ouvrage, au même titre que le mien. La
société lui doit de la reconnaissance pour
les efforts généreux qu'il fit, afin de pro-
pager la science utile de l'hygiène; mais
son ouvrage, qui ne put paraître il y a une
vingtaine d'années en France, qu'au moyen
d'une traduction libre, donnée par M.
Itard, est tout-à-fait devenu suranné par
les progrès immenses qu'ont faits depuis les
sciences naturelles et physiques, l'hygiène,
qui était encore à son enfance, et que depuis a créée le savant et vertueux Hallé,
et ceux beaucoup plus sensibles encore de
la médecine que nous devons à l'illustre
Bichat et à son digne successeur M. Brous-
sais, auteur de la Médecine physiologique,
dont je me fais honneur et gloire d'être le
disciple. Ce traité, rédigé d'après cette
nouvelle doctrine médicale, et à si grand
intervalle de temps de l'époque où vivait
Willich, n'aura guère de commun avec
son livre que le titre.

Plus heureux que Tissot, je puis me faire
plus d'illusion que lui sur le titre de mon
livre. Je vis à une époque où des institu-

tions politiques meilleures ayant appelé une plus grande masse de citoyens à l'éducation élémentaire, il est difficile de ne pas rencontrer un lecteur au moins dans chaque famille, et c'en est assez pour populariser mon livre. Comme au temps où il vivait, il existe, et en plus grand nombre peut-être, des âmes généreuses, sensibles, et éclairées, qui prendront quelqu'intérêt à la propagation d'une connaissance aussi éminemment utile, et qui ne dédaigneront pas d'être intermédiaires à moi et à la société, pour lui commenter, lui expliquer ce que ce livre, malgré moi, aura quelquefois peut-être de trop abstrait et de trop scientifique.

Fidèle au mandat que je me suis donné en écrivant pour la société, j'aurai soin d'écarter, autant que possible, l'appareil de l'érudition, n'employant jamais que celle indispensable à l'intelligence des préceptes.

Peuple heureux des campagnes, qui vivez dans l'accomplissement de presque tous les vœux de la nature, qu'un exercice

régulier de tous vos organes, que la douceur, la simplicité, l'uniformité de vos
mœurs préparent à une santé également
douce, simple et uniforme, j'aurai bien
plus souvent à vous approuver qu'à vous
blâmer. Soyez toujours satisfaits de la
simplicité de vos alimens; que l'appétit
en forme toujours le seul assaisonnement.
Allez respirer librement dans vos champs
et vos forêts un air salubre, dont la pureté est seulement interrompue par le
mélange des parfums délicieux des végétaux ! Continuez à livrer au travail vos
muscles vigoureux que la nature fabriqua
pour l'exercice et non pour une inaction
débilitante. Accoutumés à toutes les températures, que vos corps restent invulnérables à leurs atteintes, meurtrières pour
des corps amollis et efféminés. Continuez
à vous lever avec cet astre éclatant qui
vient restituer à la nature le mouvement
et l'activité; que sa retraite soit également pour vous l'heure du repos; que
votre sensibilité soit toujours l'image de
la nature au milieu de laquelle vous vivez;

qu'elle soit toujours comme elle douce, constante et régulière : soyez toujours un sujet d'envie pour le reste des hommes !

C'est pour vous, plus particulièrement, peuple des villes, que j'écris ! portion si intéressante, si essentielle à la marche et aux grands mouvemens de la civilisation, ce n'est pas assez que vous fournissiez la plus grande partie de ses commodités et de ses jouissances, il faut encore que vous supportiez la plus grande partie de ses inconvéniens et de ses maux. C'est au milieu de vous que se développent la débauche et les excès de tous les genres ; c'est vous qu'ils choisissent pour victimes ; c'est vous qui périssez sous leur atteinte ; c'est vous qu'il faut éclairer, c'est à vous qu'il faut dire des dangers qui sont les vôtres !

Puisse ce livre qui vous est destiné arriver jusqu'à vous ! Puisse-t-il vous être utile ! Dans mon zèle pour vous, dans le sentiment d'attendrissement que m'occasionna souvent la vue de vos misères, un seul de vous rendu meilleur, plus heureux par mes soins, m'aura dédommagé de mes peines.

# INTRODUCTION.

L'HOMME, ainsi que tous les êtres animés, est composé de parties solides, de parties fluides, et de fluides incoercibles.

Les solides, variés dans leurs formes, leur organisation intime, comme dans les propriétés de la vie qui les animent, sont au nombre de dix;

Savoir : le cellulaire, le vasculaire, le nerveux, l'osseux, le fibreux, le musculaire, l'érectile, le muqueux, le séreux, l'épidermique.

Les fluides se composent du sang et des diverses humeurs récrémentitielles et excrémentitielles qu'en retirent les organes par la secrétion. Ces humeurs sont les suivantes : la sérosité, la salive, le fluide pancréatique, le mucus, la bile, le sperme, le lait, l'urine, le fluide sébacé, le fluide de la transpiration cutanée et pulmonaire.

Une grande quantité d'air atmosphérique est contenue dans les poumons, et les tissus sont pénétrés par le calorique, la lumière et le fluide électrique.

De la combinaison des solides et des fluides

résultent les organes. Chacun de nos organes est chargé de la production d'un phénomène; l'ensemble de ces phénomènes constitue la vie. La réunion de plusieurs organes pour concourir au même but porte le nom d'appareil, et la somme de leurs phénomènes partiels porte le nom de fonctions.

Les fonctions de l'homme peuvent se diviser en trois grandes classes. La première embrasse la série des fonctions relatives à son accroissement, à sa nutrition : on l'appelle vie végétative ou de nutrition; la seconde comprend la série de celles qui nous mettent en communication avec nos semblables et tous les corps de la nature; elle est dite vie de relation. Et les fonctions de la troisième classe, relatives à la propagation de l'espèce, sont appelées fonctions de reproduction.

Divers agens modifient ces trois grands phénomènes de la vie; ils sont hors de nous ou dans nous-mêmes.

Nous sommes sensibles à l'action de ces agens, en raison de nos sexes, de nos âges, de nos habitudes, de nos tempéramens et de nos dispositions héréditaires.

## *Des Sexes.*

Les sexes ne sont pas seulement dissemblables par les différences de l'appareil réproducteur et les formes particulières à chaque sexe que ces différences déterminent, ils le sont aussi essentiellement sous la double considération de la vie végétative et de la vie de relation.

En général la vie végétative a moins d'activité et d'énergie chez la femme que chez l'homme. Dans la considération de la vie de relation, nous voyons que la sensibilité de la femme a une mobilité et une délicatesse qu'est loin d'égaler celle de l'homme, qui, par compensation, présente plus de force et de résistance. La contraction musculaire, autre élément de la vie de relation, présente aussi des différences dans les deux sexes. L'homme a des muscles robustes, durs, saillans, doués d'une contractilité énergique qui l'excitent incessamment au mouvement. La femme, au contraire, n'est pourvue que de muscles grêles et mous, effacés sous la quantité considérable de tissu cellulaire qui dissimule les traits anguleux de la surface de l'homme, pour leur substituer les formes rondes et gracieuses qui caractérisent la femme.

## Des Ages.

Les âges modifient puissamment l'homme.

Dans l'enfant, la vie végétative a la plus grande activité. Elle fournit à l'accroissement prodigieux qui s'opère à cet âge, et à la décomposition qui s'exerce simultanément. La vie de relation est encore à peine ébauchée : sa perfection doit être le fruit d'une longue éducation.

La sensibilité très-vive de tout l'appareil nerveux chez les enfans, l'imperfection de leurs organes, les rendent susceptibles de toutes les altérations.

Chez l'homme adulte les deux vies se balancent à peu près en forces. L'adulte est pourvu d'un nouveau besoin qui imprime de grandes modifications à tout son organisme.

Un grand développement de tous les organes, un équilibre parfait entre eux, donnent à l'adulte une force extraordinaire, qui lui permet de lutter avec succès contre les causes de destruction.

La vieillesse est l'âge de la décadence.

La vie végétative a encore un exercice assez complet, mais celle de relation s'affaiblit de plus en plus, souvent même l'homme lui survit.

L'affaiblissement des organes du vieillard , le défaut d'équilibre qu'ils ne possèdent plus , rend cet âge le moins propre de la vie aux résistances , d'où dépend la conservation.

### De l'Habitude.

L'habitude exerce sur nous une influence éminemment importante dans la considération de la santé. Elle dispose puissamment de notre nature, qu'elle rend plus ou moins insensible à l'impression de divers agens qui s'exercent sur elle. Elle convertit les actes qu'elle adopte trop souvent aveuglément, en de vrais besoins que notre organisation admet, qu'elle sollicite vivement, et vers lesquels elle se trouve souvent irrésistiblement entraînée.

C'est partout une idée reçue que nous ne pouvons sans de graves dangers renoncer à des habitudes contractées depuis long-temps. Ces dangers existent en effet quand nous quittons brusquement nos habitudes sans passer par des termes intermédiaires, nécessaires pour arriver à une modification opposée. Mais le danger disparaît quand nous avons recours à ces sages ménagemens ; et il n'y a pas d'habitude, quelque forte qu'elle soit, qui leur résiste.

C'est aussi un préjugé généralement admis, que les impressions les plus funestes, telles que celles qui résultent de l'abus des boissons fermentées et des alimens âcres, ou autres modifications préjudiciables, finissent, à la longue, par nous être insensibles et par ne nous occasionner aucun danger. Oui, pour quelques sujets l'habitude assure pour quelques temps cette insensibilité; mais à des époques plus ou moins éloignées, l'organe soumis à ces impressions fâcheuses finit par s'irriter.

Ce puissant moyen de modifier la sensibilité par l'habitude doit être mis à profit par l'homme, pour s'accoutumer à tous les agens hygiéniques.

C'est dans l'impression exclusive de quelques-uns aux dépens des autres, que se forment les mauvaises habitudes, nuisibles à notre santé et à notre bien-être.

## Des Tempéramens.

Le tempérament résulte de la prédominence d'un ou de plusieurs organes sur les autres.

Ces prédominences sont originelles ou acquises. Elles sont plus ou moins prononcées, suivant les diverses organisations.

Les hommes qui ont un tempérament très-marqué peuvent considérer cette disposition comme une cause imminente de maladie.

Nous nous occuperons seulement des quatre prédominences principales, dites tempérament nerveux, sanguin, bilieux et lymphatique.

La prédominence nerveuse résulte du développement extraordinaire de l'appareil nerveux. Ses attributs sont une sensibilité très-vive au physique comme au moral.

Le tempérament sanguin est constitué par la prédominence de l'appareil de la circulation et de la respiration. Il est remarquable par une grande vivacité, une grande mobilité physique et morale.

La prédominence de l'appareil de la digestion, du foie sur-tout, caractérise le tempérament bilieux, dont les conséquences sont une grande énergie physique et morale.

Le tempérament lymphatique est formé par la prédominence du tissu cellulaire et des vaisseaux lymphatiques. Ce tempérament comporte peu d'énergie au physique comme au moral : il est l'image de la faiblesse et de l'inertie.

Il est rare que la nature présente des prédominences exclusives telles que nous venons de les tracer. Un plus ou moins grand nombre d'organes sont à la fois dominans dans les constitutions, et de leurs combinaisons infinies résultent un tempérament propre à chacun.

### Des Dispositions héréditaires.

Par la génération, les parens ne transmettent pas seulement à leurs enfans, leurs traits, leur ressemblance, leurs dispositions morales, ils leur communiquent aussi l'aptitude à certaines maladies dont eux-mêmes étaient affectés.

C'est sans doute un grand mal qu'un enfant venant au monde, soit tributaire des infirmités de ses parens; mais tel est l'ordre irrévocable de la nature.

L'hygiène offre de puissantes ressources contre ces dispositions malheureuses, et ses conseils écoutés, peuvent effacer ces vices constitution- nels ou du moins les affaiblir considérablement.

Il importe aux hommes qui naissent ainsi avec des prédispositions héréditaires, de se placer sous l'influence de circonstances tout-à- fait contraires à celles où leurs parens avaient contracté la maladie. Il leur importe d'obser- ver scrupuleusement tous les préceptes de l'hy- giène, et après avoir ainsi rempli leurs devoirs envers eux-mêmes, il leur reste à accomplir ceux qui les lient à leur postérité, qu'ils soustrairont à des dispositions héréditaires imminentes, par des alliances contractées avec des individus exempts de ces mêmes prédispositions.

De l'action régulière de nos fonctions résulte la santé.

L'art de régulariser cette action est une branche fort importante des sciences médicales, qu'on appelle hygiène.

L'hygiène s'occupe de la connaissance des agens modificateurs de nos fonctions et de la mesure avec laquelle chacun de nous doit se les appliquer, en ayant égard à son sexe, à son âge, à ses habitudes, à son tempérament et à ses dispositions héréditaires.

C'est dans cet ordre que nous allons procéder à l'étude de l'hygiène de l'homme, que nous diviserons en hygiène de la vie végétative, hygiène de la vie de relation, et hygiène de la fonction de reproduction (1).

______

(1) Cette division de Bichat est la plus simple et la plus commode de toutes celles appliquées jusqu'ici à l'étude de l'hygiène. La priorité de l'introduction de cette division dans l'hygiène appartient à M. le docteur Rostan, auteur d'un traité élémentaire d'hygiène.

# PREMIÈRE PARTIE.

# HYGIÈNE

## DE LA VIE VÉGÉTATIVE.

# TRAITÉ
## D'HYGIÈNE DOMESTIQUE.

### HYGIÈNE DE LA VIE VÉGÉTATIVE.

*Considérations générales sur la Vie végétative.*

LA vie végétative se réduit à deux actes principaux : par le premier, l'individu assimile à sa propre nature des substances étrangères qui lui servent à s'accroître et à se réparer. Par le second, il rejette hors de lui ces mêmes parties, devenues impropres à son organisation.

La vie végétative est ainsi continuellement agitée d'un double mouvement de composition et de décomposition.

Trois ordres de fonctions sont attachés au premier acte : ce sont la digestion, la respiration et la circulation.

Deux ordres de fonctions président au second acte : les secrétions et les excrétions.

Les agens hygiéniques de la digestion sont les alimens et les boissons.

La respiration et la circulation ont l'air pour agent hygiénique.

Quant à ceux des secrétions et des excrétions, ils sont en très-grand nombre : nous les indiquerons en leur lieu.

~~~~~~~~~~~~~~~~~~~~~~~~~~~~~~~~~~~~~~~~~~~~~~~~~~~~

# CHAPITRE PREMIER.

DE LA DIGESTION. *De ses effets sur l'économie animale.*

La digestion est cette fonction éminemment importante, chargée de faire subir aux alimens une série d'altérations qui les transforment en notre propre nature, de concours avec la respiration et la circulation, auxiliaires de la digestion dans l'important phénomène de l'assimilation.

Les alimens, avant d'être assimilés à notre propre substance, éprouvent d'abord dans la bouche, une première altération, qu'on nomme mastication. Arrivés dans l'estomac, ils sont, sous l'influence de cet organe, réduits en une matière pâteuse désignée sous le nom de chyme ; plus tard, combinés avec la bile dans une autre division du tube intestinal, le duodenum, ils se réduisent en deux substances nouvelles : les excrémens, matières solides, impropres à notre nutrition, et le chyle fluide, d'apparence laiteuse, substance éminemment réparatrice, qui, absor-
~~~~~~~~~~~~~~~~~~~~~~~~~~~~~~~~~~~~~~~~~~~~~~~~~~~~

bée par une innombrable quantité de petits vaisseaux , est transportée par la circulation dans le
poumon, où, réunie au sang noir qui revient de
toutes les parties du corps , elle y subit la combinaison de l'air , qui transforme ce mélange en
sang rouge. Porté par la circulation dans tous
les points de notre économie, le sang rouge leur
distribue le principe de leur nourriture.

Mais la digestion n'est pas bornée seulement
au rôle précédent : elle exerce un empire puissant sur tous nos organes, dispose avec une égale
force de notre physique comme de notre moral.

De bonnes digestions n'assurent pas seulement au corps, la force, l'énergie et la santé,
elles influencent aussi le moral, auquel elles
donnent le calme , la lucidité et d'heureuses impulsions. Les mauvaises digestions, au contraire,
jettent le corps dans la faiblesse et l'épuisement;
l'esprit prend alors cette tournure tout à la fois
apathique, chagrine, irascible, connue sous le
nom d'hypocondrie.

### Des Alimens.

Le mot aliment, dans son acception la plus
générale, peut exprimer toute substance réparatrice , soit solide soit liquide , introduite dans
notre estomac. En ce sens tout est aliment pour

l'homme, depuis l'aliment proprement dit jusqu'à l'assaisonnement et aux boissons. Mais pour nous conformer aux idées reçues, nous ferons trois divisions des alimens. Nous traiterons successivement des alimens proprement dits, des assaisonnemens, et des boissons.

L'aliment se tire des substances végétales ou des substances animales.

Nous parlerons des alimens végétaux, sous les titres génériques de graines, tiges, feuilles, racines et fruits; et des substances animales, sous ceux de quadrupèdes, oiseaux et poissons.

### Effets des Alimens sur l'économie animale.

Les alimens, en arrivant dans l'estomac, y exercent à l'instant même une sensation très-marquée, relative et à leur quantité et à leur nature, qui va se réfléchir par irradiation sur toute l'économie. C'est ainsi qu'on peut s'expliquer le sentiment d'alacrité et de forces qui résulte immédiatement de l'injestion des alimens dans l'estomac, bien long-temps avant que ces alimens aient pu être réduits en sang rouge, pour aller réparer les pertes éprouvées.

Des alimens trop abondans développent dans l'estomac un surcroit d'excitation, qui ne s'exerce pas sans qu'il y ait diminution de forces ailleurs.

Sous cette influence les muscles sont pris de faiblesse, nous sommes incapables de tout mouvement actif; l'homme tombe dans l'apathie, son cerveau n'est plus apte à recevoir des sensations; il est incapable de penser. Au physique comme au moral, il y a langueur profonde. L'homme n'éprouve plus qu'un seul désir, celui du repos et du sommeil, qui ne tarde pas à le venir délivrer de cet état réel de malaise.

Lorsque cet excès devient habituel, indépendamment d'un surcroit incommode d'embonpoint qui en résulte, il s'établit un état pléthorique, qui prédispose l'homme à l'apoplexie et à la goutte. L'estomac passe lui-même à un état d'irritation chronique qui constitue l'hypocondrie, ou bien par les progrès continués de cette irritation, il se désorganise, et après une série de souffrances plus ou moins longues, plus ou moins aiguës, la mort s'ensuit.

L'excès contraire, la privation des alimens, constitue l'horrible supplice de la faim, qui occasionne la mort de l'homme, après des souffrances atroces.

Des alimens en quantité inférieure à celle de nos besoins, jettent l'homme dans la faiblesse et la maigreur. La diminution de l'énergie devient sensible dans tous les organes. Dans cet état d'épuisement, l'équilibre de la vie peut s'interrompre, et des maladies plus ou moins graves en résulter.

Dans une quantité moyenne d'alimens, se trouve la règle de la santé. De ce régime sage naît un sentiment général de forces que nous éprouvons au physique comme au moral. Sous cette influence de la tempérance, l'homme se trouve allègre, dispos, il se sent appelé à l'exercice de tous les sentimens bienveillans et vertueux.

Mais les alimens n'agissent pas seulement en raison de leur quantité, ils agissent aussi en raison de leur qualité; ils sont stimulans ou ont une propriété moyenne d'excitation, dite tempérante.

Les alimens doués de la première propriété, développent une activité très-grande dans l'estomac. Il s'y manifeste un sentiment de chaleur très-sensible. La circulation s'accélère extraordinairement; l'homme éprouve une augmentation subite de forces; il se sent plus vif, plus animé, et recherche le mouvement et l'activité. Ces alimens, en exaltant la sensibilité de l'estomac, peuvent le faire passer à une sensibilité maladive, sous l'influence de laquelle la digestion se déprave, devient difficile, douloureuse, imparfaite dans ses résultats. Cette irritation de l'estomac peut aller se réfléchir sur le cerveau ou les articulations , ou la poitrine , et y déterminer les maladies connues sous le nom d'apoplexie , de goutte et de phthysie. Circonscrite dans la région de l'estomac, elle produit l'affection déplorable de l'hypocondrie.

Les alimens tempérés, au contraire, ne développent presque pas de chaleur dans l'estomac. La circulation en est peu modifiée, le sentiment de la digestion est presque insensible ; le cerveau a conservé à peu de chose près sa force première; ses muscles sont également disposés à l'action. La digestion se fait plus lentement ; loin de tendre à irriter ou à désorganiser l'estomac, ils développent au contraire chez lui la force et l'énergie , et ne font que contribuer à celles des autres organes.

Ainsi la considération de l'action des alimens est éminemment importante dans l'art de gouverner la santé. Par les grandes modifications qu'ils déterminent et sur le physique et sur le moral, ils deviennent un moyen puissant de santé et de bonheur, ou de souffrance et de maladie.

### *Considérations historiques sur les Alimens.*

L'homme, avant qu'il se fût constitué en société, avant qu'il eût charmé son existence par les prodiges variés de son industrie , l'homme de la nature , isolé , errant, sauvage, suivant l'impulsion de son instinct , satisfit le besoin de la faim avec quelques tiges sauvages , et se rassasia des membres crus et tout palpitans des animaux que son agilité , alors émule de la leur , avait saisis à la course ou forcés par le combat , lorsque la résistance lui était opposée , à devenir sa proie. Plus tard , favorisé dans les essais nombreux que dut faire son industrie , que mettait en jeu la prévoyance du besoin impérieux de la faim, il cultiva les plantes céréales , dont le grain, qu'il prépara d'abord en le torréfiant , lui fournit un aliment réparateur. Les progrès ultérieurs de son industrie amenèrent la coction des substances animales , et ce fut là un grand succès pour la sensualité , et un prodigieux renfort pour les forces de son estomac. La découverte postérieure de la réduction des grains en farine , la préparation de celle-ci en bouillie et en galette , en lui fournissant une nourriture agréable, délicate et fortifiante , d'une préparation simple et d'une conservation facile, devait satisfaire ses vœux et poser à cet égard les limites de son industrie.

Mais l'homme, éminemment abusif, exagérant ses dispositions originelles, ne se borna plus à ne voir dans la prise des alimens qu'une douce satisfaction occasionnée par la soustraction d'un besoin; l'homme, livré au repos que lui avait acquis son industrie, peu inquiet sur l'avenir, se livra à la sensualité; il fit du besoin de la faim un article important de ses jouissances; des alimens simples et en petite quantité ne lui suffirent plus; il aiguillonna la sensibilité de son estomac par des assaisonnemens dont l'action irritante, en y développant une ardeur nouvelle, lui permit d'y attirer une quantité d'alimens bien supérieure à celle de ses besoins. Ce ton exagéré de la sensibilité de l'estomac a provoqué de tout temps de graves inconvéniens; c'est par leur expérience incontestablement qu'a dû commencer la science dont nous nous occupons.

Sans doute l'homme de nos jours, profondément modifié par la civilisation, qui a rendu sa sensibilité plus vive, plus délicate et moins résistante, n'est plus appelé à chercher sa nourriture dans quelques tiges sauvages ou à se repaître de chairs crues ; son estomac se révolterait contre un pareil régime, et les vomissemens affreux qu'il provoquerait témoigneraient l'incapacité absolue de cet organe à digérer des substances pareilles. N'envions pas à l'homme les douceurs, les agrémens et les commodités qu'a apporté à son existence le développement de son éducation sociale ; ils sont le fruit de tant de travaux, de tant de peines et de tentatives, qu'à ce titre seul ils seraient déjà respectables. Ces innovations de plus, en adoucissant sa sensibilité sauvage, l'ont préparé au règne de la civilisation : c'est assez, je crois, exprimer la reconnaissance que nous leur devons ; mais, empressé à adopter ce qui peut favoriser le bien-être de l'homme, ne le soyons pas moins à improuver ce qui peut lui nuire.

*Alimens végétaux. Des Graines céréales.*

Les graines alimentaires, dans la classe des céréales, sont : le froment, le seigle, l'orge, le riz, l'avoine, le maïs, le mil. Ces graines sont toutes composées des principes suivans, dans des proportions variées : de gluten, principe excitant, éminemment nourrissant ; de fécule, principe prédominant dans leur composition, substance douce-fade, d'un principe nucose-sucré, d'une saveur sucrée et fade, et d'une petite quantité d'albumine, substance fade.

Les farines de ces graines, sous les préparations diverses de bouillies et de pain, forment la principale nourriture des peuples civilisés. Ces substances sont d'autant plus nourrissantes et de digestion facile, qu'elles contiennent le gluten dans une proportion plus grande relativement à leurs autres principes. Elles le contiennent dans l'ordre suivant : froment, seigle, orge, avoine.

## De la Bouillie.

La bouillie résulte de la coction dans l'eau de ces farines et de leur réduction, au moyen de ce liquide, en une substance pâteuse et visqueuse plus ou moins épaisse, suivant les proportions de l'eau à la farine. On fait aussi la même préparation avec le lait. L'une et l'autre de ces préparations constituent une substance douce et agréable au goût, et éminemment réparatrice, plus agréable et plus nourrissante si elle a le lait pour assaisonnement, à raison des qualités plus douces et plus substantielles de celui-ci. La digestion de cette substance est facile ; elle ne développe dans l'estomac que ce degré modéré de chaleur et de sensibilité nécessaire à une bonne digestion, incapable d'aller porter le trouble et le désordre dans les autres

organes. C'est sous l'influence de cette nourriture douce et substantielle que l'homme fait ses
premiers repas ; c'est avec elle qu'il suffit à ce
double mouvement d'accroissement et de réparation si actifs dans le jeune âge, opposés à la
décomposition, dont il est déjà devenu tributaire.
Dans les campagnes, cet aliment jouit toujours
de la bien légitime faveur attachée à ses mérites.
Dans les villes, à Paris sur-tout, il en est déchu.
Des mères, sur des conseils trop peu éclairés, y
substituent la bouillie faite avec du pain et du
bouillon gras. Eh quoi, mères aveugles, croyez-
vous déjà votre jeune nourrisson frappé de la
même impuissance que vous ? ou bien cédez-vous
à l'envie de réduire ce corps tout plein de sève
et de vie, qui ne désire que trouver des résistances à ces ménagemens, à ces tempéramens
pernicieux contre lesquels l'homme doit se dé-
battre à toutes les époques de sa vie, et principalement au début de cette même vie, où une vigueur et une énergie surabondante lui permettent
de se préparer à des habitudes également fortes
et fermes, source d'une bonne santé pour l'avenir. Cette pratique est blâmable ; cette nourriture ne peut convenir qu'à des enfans débiles
et languissans.

Les bouillies peuvent également alimenter

l'homme adulte des deux sexes ; elles sont plus réparatrices que le pain, et ont plus de douceur. Les vieillards, dont les organes ont éprouvé une diminution notable d'énergie, s'accommodent moins que les âges précédens d'une nourriture dont la propriété excitante n'est qu'à un degré fort modéré.

Elles doivent particulièrement entrer dans le régime de ces hommes qui, par usage ou abus des liqueurs fermentées, des assaisonnemens, des viandes, ou des excès d'autre nature, ont déterminé une irritation chronique de l'estomac, manifestée par des digestions difficiles, un affaiblissement général des forces, et un état prononcé de tristesse et de morosité. L'usage des bouillies prises en petite quantité ( car la modération des alimens est une partie essentielle de leur régime ), accompagné de l'exclusion des causes qui ont déterminé la maladie, pourra, en calmant cette sensibilité maladive de l'estomac, la ramener à son type originel, et rendre à la santé son élan qu'elle enrayait.

Les bouillies doivent aussi entrer pour beaucoup dans la nourriture des individus où domine le tempérament nerveux ; ce n'est que par l'observation continuelle d'un régime doux à toutes les époques de leur vie qu'ils conservent leur santé. Le régime contraire leur occasionne très-facilement la maladie dont il a été précédemment fait mention, avec cette série prodigieuse de maux de nerfs, qui n'en sont que les symptômes.

Si les hommes sanguins et bilieux n'ont pas un besoin aussi pressant d'alimens doux, ils ne doivent pourtant pas en négliger l'usage, pour émousser cette mobilité et cette force d'organisation qui tendent toujours vers la maladie.

Les hommes lymphatiques useront rarement des bouillies et des alimens doux ; des alimens doués de propriétés plus excitantes leur sont nécessaires.

Les bouillies conviendront beaucoup mieux aux hommes sédentaires et inactifs, qu'à ceux qui ont de grands travaux de corps à supporter. Le degré modéré d'excitation qu'elles procurent ne dispose guère à ces travaux pénibles qui demandent une grande énergie d'excitation, dont l'estomac est le mobile.

### Du Pain.

Le pain est un aliment végétal composé avec la farine des céréales et l'eau modifiées par la coction. Il est fermenté ou non fermenté.

## *Du Pain fermenté.*

Le pain fermenté résulte de la décomposition d'une portion du gluten de la farine en gaz qui soulève la pâte, la boursouffle et forme dans le pain ces cavités que nous connaissons sous le nom d'yeux.

Dans cette opération, le gluten qui se dissipe enlève au pain une partie de sa faculté nutritive; mais, par compensation, le pain fermenté est la préparation des farines la plus légère, la plus agréable au goût, et celle qui fournit la digestion la plus facile.

Les farines de froment et de seigle sont les seules dont on puisse faire du pain fermenté ; les farines d'orge, d'avoine, etc., ne contiennent pas assez de gluten pour pouvoir accomplir la fermentation.

Le pain de froment est de beaucoup préférable au pain de seigle, à raison de sa blancheur, de sa légèreté. A Paris, il est la consommation de tout le monde. Dans beaucoup de départemens pauvres, le pain de froment n'est consommé que par la partie opulente de la population. Le peuple ne s'accorde cet aliment que dans les cas extraordinaires de souffrance, de convalescence, etc. Le pain de seigle a une saveur plus marquée que le pain de froment; il occupe plus long-temps l'estomac, et l'excite davantage. Aussi satisfait-il, pour un temps plus long, le besoin de la faim. Il est rafraîchissant: cette propriété le rend convenable aux personnes qui d'habitude sont constipées. Le pain de seigle est la nourriture de la portion malheureuse de la France.

### Du Pain non fermenté.

Le pain non fermenté ne perdant aucun de ses principes, est, sans contredit, à quantité égale, plus nourrissant que le pain fermenté, mais aussi la digestion en est plus laborieuse: on n'en fabrique plus en France; son usage est presque exclusif dans les pays méridionaux.

### Effets du Pain sur l'économie animale.

Le pain est un mets délicat, agréable, éminemment réparateur, une des plus précieuses ressources de l'homme. Sa digestion est facile pour l'estomac; il n'y entretient que ce degré modéré d'action nécessaire à l'accomplissement de la digestion, et important au bon état des autres organes. Seul il pourrait suffire à la nourriture de l'homme. Il convient à tous les âges, à toutes les constitutions. Le pain, que la somptuosité de nos tables nous fait dédaigner, est un mets fort important à raison de ses qualités bienfaisantes, de la simplicité de sa préparation et de sa conservation, et de la médiocrité de sa valeur, qui le met à la disposition de tout le monde. On peut le transporter au loin en le desséchant. Sa préparation, en fournissant à l'homme un aliment pour un temps assez long, lui donna sans doute les premiers momens de loisir, et permit les premiers essais de sa réflexion et de sa contemplation.

Le pain, à l'état frais, est le plus agréable que possible. A l'état chaud, lorsqu'il sort du four, il est très-indigeste et peut occasionner des indigestions mortelles. A l'état sec il est généralement moins appétissant, on en consomme moins. Sa couche extérieure, la croûte, a subi un commencement de carbonisation qui la rend généralement préférable à la mie. Dans quelques pays l'on est dans l'usage de saler le pain. Un pareil assaisonnement ne peut qu'altérer sa saveur. Il est des personnes qui se nourrissent presque exclusivement de pain, par opposition à d'autres qui se nourrissent presque exclusivement de viandes. La comparaison des santés de ces personnes est toute à l'avantage des premières.

### Altérations du Pain.

Le pain de seigle est sujet à une altération très-commune, qu'il contracte en vieillissant. Cette altération, connue sous le nom de moisissure, paraît être plutôt une production végétale qu'une combinaison chimique. Il est prudent d'exclure de la consommation les parties moisies, qui pourraient être causes de maladies.

Mais une altération autrement notable que celle du pain moisi, est celle qui résulte de l'emploi du seigle ergoté. Cette altération peut produire des épidémies meurtrières. Ses principaux symptômes sont la gangrène des doigts, des orteils, des mains, des pieds, ou des convulsions épouvantables qui souvent amènent la mort. Cette altération du seigle consiste en une substance vénéneuse de la classe des champignons, racornie, en forme d'ergot, qui se forme sur l'épi du blé. Cette altération végétale paraît être endémique en certains pays, tels que l'Orléanais et le Gatinais.

Le pain, soit de froment soit de seigle, peut être altéré par le mélange des farines secondaires, telles que celles d'orge, d'avoine et la fécule de pomme de terre. Cette altération, qui peut porter préjudice au goût, n'en porte aucun à la santé. Il est du devoir de la police, dans les temps d'abondance, de ne pas supporter cette falsification, qu'elle doit légitimer dans des temps de disette.

### Des Légumineuses.

La composition des légumineuses est analogue à celle des céréales. Comme elles, elles contiennent de l'albumine, de la fécule, du mucilage, du sucre et une médiocre quantité de gluten. La petite proportion de ce principe les rend impropres à la fermentation. Les légumineuses que nous consommons sont les pois, les haricots, la fève et la lentille. On les prépare en bouillies dites purées ou on les mange cuites à l'eau, avec des assaisonnemens variés; on peut aussi en préparer des galettes. Ces substances ont une action tout-à-fait analogue à celle des céréales. Avant leur maturité complète elles contiennent une quantité considérable de sucre et d'eau, qui en fait un mets généralement très-agréable, sur-tout dans l'espèce pois.

## Du Sarrasin.

Le sarrasin est une graine de la famille des polygonées, que l'on prépare en galettes, que l'on fait cuire enduites d'une couche d'huile. Cet aliment compose la nourriture de presque toute l'Auvergne et de tout le Limousin. Sa composition et son action sont en tout analogues à celles des substances précédentes.

## De la Pomme de terre.

Ici nous interrompons l'ordre que nous avons adopté, en transportant l'histoire de la pomme de terre, qui est une racine, dans celle des graines. Mais nous y sommes contraints par la considération de la composition qui est la même.

La culture des céréales et des légumineuses, source d'une nourriture agréable, salutaire et abondante pour l'homme, ne l'avait néanmoins pas préservé d'un fléau redoutable, la famine, résultant de la disette de ces graines occasionnée par les mauvaises récoltes. La délicatesse des plantes céréales, leur long séjour à la surface de la terre, en les exposant à la destruction des insectes, de la grêle et des orages, et aux altérations amenées par les variations brusques de la température, avaient souvent produit ce redoutable fléau. Il n'est pas un peuple dont l'histoire n'ait signalé le passage plus ou moins fréquent de cette affreuse calamité, dont les résultats étaient une dépopulation considérable, préparée par la mort d'innocentes victimes, qui expiraient dans les tourmens atroces de la faim, ou par l'effet de maladies cruelles qui en sont les conséquences inévitables.

La pomme de terre, tubercule précieux que l'industrie de l'homme nous a apporté du Nouveau-Monde, le met désormais à l'abri de ce fleau, et, par elle, est irrévocablement assurée la subsistance du genre humain.

La plante précieuse qui nous fournit ce tubercule a l'avantage de pouvoir croître sur toute espèce de sol ; elle n'a besoin que de quelques mois pour parcourir toutes les phases de son existence végétale. Son tubercule enfoui dans la terre y est à l'abri des vicissitudes de la température, et les tiges rampantes du végétal sont à peu près indépendantes de l'action des ouragans. Sa fécondité est prodigieuse : on a calculé qu'un arpent de terrain, en pommes de terre, fournit vingt fois plus de matière alimentaire que s'il était semé en froment. C'est à Turgot, homme de bien, homme éclairé, un de ses grands citoyens , que la France doit l'introduction de la pomme de terre. Ce seul mérite suffirait pour immortaliser son nom , à tant d'autres titres recommandable. La pomme de terre est composée d'albumine , de mucilage , et d'une quantité considérable de fécule et d'eau. Sa composition comme son action est analogue à celle des céréales et des légumineuses ; dans ses préparations les plus simples, qui consistent en bouillie, ou simplement en coction à l'eau , elle fournit à l'indigent une nourriture large , saine et agréable ; par des préparations plus délicates et plus fines , elle a également le privilége de figurer à la table des riches. Les résultats de sa culture seront , une augmentation considérable de population, et la garantie la plus sure contre l'épouvantable fléau de la famine.

## De la Châtaigne.

Il est pour les végétaux comme pour les animaux, des convenances, des manières d'être indispensables; les céréales et les légumineuses, qui sont si fécondes sur les sols calcaires , se refusent à la même abondance sur les sols à bases graniteuses et schisteuses. Il faut une industrie active, patiente , soutenue, pour forcer le grain à germer sur ces surfaces stériles; mais, par compensation, elles laissent s'y développer un beau végétal dont les fruits contiennent des principes très-sapides et très-réparateurs ; le châtaignier fournit la principale nourriture de plusieurs provinces de la France, spécialement du Limousin. La châtaigne contient de la fécule, du mucilage, du sucre et de l'eau. A raison de ces divers principes, la châtaigne est un aliment agréable et substantiel ; à l'état frais elle est toujours et plus savoureuse et plus saine qu'à l'état sec, où son mucilage passe quelquefois à l'état rance, et peut occasionner des indigestions. Dans les pays où l'on consomme la châtaigne, les hommes sont remarquables par une force prodigieuse de corps ; ils ont de la fraîcheur, présentent tous les signes de la santé ; au moral, ils sont doux, patiens, paisibles. Quant à l'ignorance et à la grossièreté, que quelques médecins, qui se sont occupés des relations du physique et du moral, leur ont reproché, il n'est point vrai qu'elles tiennent à ce genre de nourriture, mais bien au manque de culture, et à celui de communication de ces pays montueux et isolés des relations, où l'on ne connaît de voies publiques que depuis quelques années.

## Des Graines émulsives.

Il est encore d'autres graines que les céréales et les légumineuses, susceptibles de servir de nourriture à l'homme, telles que les semences émulsives avec ou sans principe aromatique. La composition des premières se réduit à de la fécule unie à une huile grasse et à un mucilage doux; et les secondes, aux mêmes principes, réunissant un principe aromatique et amer, qui n'est autre que l'acide prussique.

Les graines émulsives que l'homme consomme, sont l'amande douce, la noix, l'aveline et quelques amandes amères.

Les graines émulsives sont incapables de faire du pain : elles résistent beaucoup à la décoction; on ne peut les manger qu'à l'état pâteux ou à l'état de suc laiteux, qu'on en retire. Le plus ordinairement, on les mange sans les altérer par aucune préparation, avec d'autres substances, telles que le pain.

Ce n'est pas sans danger pour la santé qu'on mangerait une grande quantité d'amandes amères, à raison du principe vénéneux qu'elles contiennent.

Les amandes qu'on mange ordinairement à l'état cru sont d'une digestion assez difficile, sur-tout quand elles ont vieilli, à raison de leur mucilage qui a passé à l'état rance.

## Du Chocolat.

Parmi les graines émulsives, il en est une exotique, avec laquelle on fabrique une substance alimentaire assez généralement en usage, le chocolat ; je veux parler de la semence de cacao, amande qui contient une huile abondante et concrète, avec de la fécule imprégnée d'une matière colorante, brune, amère et légèrement aromatique. Cette amande est très-nourrissante ; mais, à raison de la grande quantité d'huile concrète qu'elle contient, elle est assez indigeste. On diminue cette quantité trop considérable d'huile par la torréfaction. L'amande ainsi torréfiée est pulvérisée et réduite en pâte, pour former la préparation alimentaire connue sous le nom de chocolat. Ainsi modifiée, l'amande de cacao forme un mets agréable, doux et nourrissant ; mais les assaisonnemens végétaux tels que la vanille, la canelle et autres qu'on y ajoute, en font un aliment excitant.

Cet aliment, comme tous ceux qui subissent des préparations dans le commerce, est sujet à des falsifications. La plus commune est celle qui résulte de son mélange avec de la fécule, pour en augmenter la quantité.

### Des Tiges, Feuilles et Racines.

Les feuilles, les tiges et les racines sont composées généralement de substances ligneuses, de mucilage, de sucre, de fécule et d'eau; quelques-unes à ces principes généraux réunissent du tannin, matière amère, une substance colorante, et un arome plus ou moins prononcé.

Les feuilles et tiges à l'usage de l'homme peuvent être divisées en celles où domine la matière mucilagineuse et sucrée, comme l'épinard, l'asperge, le cardon, la bette et la blette, et les différentes espèces de laitues blanchies, et en celles où prévaut le principe amer du tannin, un principe âcre ou acide comme les diverses espèces de chicorées blanchies, le chou, le choufleur, le brocoli et l'oseille.

Parmi les racines, il en est où le mucilage et le sucre dominent presque exclusivement, comme dans le salsifis et la betterave. D'autres à ces principes réunissent un principe âcre et volatil, qui se dissipant tout entier par la coction, en fait des substances douces comme les précédentes : telles sont la carotte, le navet et la rave.

Ces diverses substances, sous le nom générique de légumes, forment une nourriture saine, substantielle et agréable, en raison des principes divers qui les constituent. Leur action n'excite que modérément l'estomac ; ils conviennent généralement à tous les âges, à tous les sexes. Il y a néanmoins quelques distinctions à faire : les sujets nerveux s'accommodent beaucoup mieux des légumes qui ont pour base dominante le mucilage et la matière sucrée. Ils sont également préférables pour ces estomacs languissans, travaillés par une irritation chronique. Quant aux légumes qui ont le principe amer du tannin, ils devront être recherchés par les sujets lymphatiques, pour lesquels ils établissent une utile excitation sur l'estomac. Les hommes qui ont à s'adonner à de pénibles travaux, les préféreront également, à raison de leur excitation marquée sur l'estomac. L'usage des végétaux à base acide, comme l'oseille, entretient la liberté du ventre.

Les végétaux dont la composition a moins d'analogie avec la nôtre que celle des substances animales, ont l'avantage, en exerçant davantage la faculté de décomposition de l'estomac, d'accroître son énergie et sa vigueur ; sous leur influence , sur-tout lorsque ces végétaux sont à l'état de crudité , il acquiert une vitalité et un ressort qu'est loin de donner l'usage des substances animales. Cette nourriture douce et tempérée devrait faire l'aliment principal de ce sexe qui n'est appelé à briller que par la douceur de son esprit, la flexibilité de son caractère et son indulgence. Elle devrait aussi former presqu'exclusivement le régime de l'enfance, de cette époque de la vie si riche en ressources et en énergie, si précieuse pour l'acquisition des bonnes habitudes. L'usage des végétaux donne à tout notre corps un degré modéré d'excitation, qui entretient le bien être et la santé ; le moral de l'homme en est également modifié d'une manière très-sensible.

Les personnes qui usent presqu'exclusivement de végétaux, ont de tout temps été remarquables par la douceur de leurs mœurs, la tournure sage et prudente de leurs inclinations. On a vu des accès fougueux de colère et d'emportement céder à l'usage long-temps prolongé des végétaux, et reparaître sous l'influence du régime animal qui les avait remplacés. La classe nombreuse des animaux herbivores se distingue par la douceur de ses appétits , la modération de ses impulsions, en opposition à la cruauté et à la férocité des espèces carnivores ; et si l'on compare les mœurs des campagnes à celles des villes, leur dissemblance bien évidente, bien sensible pour tout le monde, si elle n'est pas exclusivement dépendante de la différence de nourriture qui est végétale à la campagne, et animale à la ville, elle l'est au moins pour beaucoup.

Les végétaux formaient le régime exclusif d'une secte de philosophes anciens, les pythagoriciens, qui ne se distinguèrent pas moins par leurs connaissances, que par leurs vertus, et qui, pendant des siècles entiers, eurent le privilège bien glorieux de députer des sages et des savans à tout l'univers.

## Des Fruits.

Les fruits sont des parties des végétaux plus délicates, plus savoureuses que celles que nous avons examinées dans les articles précédens.

Leur composition générale est la suivante : matière aqueuse et mucilagineuse abondante, sucre, principe ligneux, acide, principe colorant, gelée, tannin, principes aromatiques.

Eu égard au goût, nous les diviserons en fruits acerbes, acides et sucrés.

Les fruits acerbes sont ceux où domine le

tannin. Tous les fruits, avant leur maturité, renferment ce principe, et ont un goût amer et astringent plus ou moins prononcé. Les fruits qui le conservent dans leur maturité parfaite, sont les coins et les nèfles. On détruit cette acerbité ou par la coction, ou par l'altération spontanée. Par l'une ou l'autre de ces préparations, l'acerbité disparaît, et le fruit n'a plus qu'une légère acidité, avec un goût médiocrement agréable. On peut par les mêmes procédés rendre mangeables les autres fruits avant leur maturité parfaite, mais ces fruits présentent peu de saveur, à raison de l'imperfection de leur pulpe.

Les fruits acides et sucrés sont caractérisés par la prédominance de l'un ou l'autre de ces principes. Les cerises, les prunes, les pêches, les citrons, les groseilles, les pommes, les poires, les raisins, ont des espèces sucrées et acides à la fois, d'autres où domine l'acidité ou la saveur sucrée. La figue est un fruit très-sucré et très-mucilagineux; l'abricot présente un fruit sucré, où l'acidité n'est point sensible. Les cucurbitacées donnent un fruit très-aqueux, très-sucré et odorant, tel que les diverses espèces de melon; la mûre est un fruit très-sucré, la fraise et la framboise contiennent un aromate très-agréable et un suc légèrement acidule.

Les fruits ont une propriété nutritive incontestable. Cette faculté est relative à leur composition. Les plus nourrissans sont ceux où se trouve la plus grande quantité de sucre et de mucilage , comme les abricots, les pommes, les poires, les raisins, la figue , et sur-tout les espèces où domine le sucre. Les moins nourrissans sont ceux où l'eau et l'acide entrent dans de fortes proportions, comme les cerires , les pêches , les citrons, les oranges , les groseilles, les airelles.

La plupart des fruits sont rafraîchissans , et cette propriété est relative à la quantité d'eau et d'acides qu'ils contiennent.

Ils ne sont pas tous également digestibles : les uns ont trop d'acidité , et l'eau en est le meilleur correctif ; d'autres ont leur pulpe trop ferme , et la coction diminue cet inconvénient ; d'autres enfin contiennent une trop grande quantité de mucilage : on y pourvoit en étendant d'eau leur mucilage , ou en les assaisonnant avec le sucre.

Les fruits, par les sensations agréables, variées et délicates qu'ils nous procurent, contribuent à notre bien être , et favorisent notre santé. Ils exercent une influence utile sur notre sensibilité, qu'ils prédisposent à des modifications douces et délicates comme eux.

Les fruits conviennent à tous les âges, à tous les sexes, à tous les tempéramens. Les fruits mucilagineux et sucrés seront recherchés plus particulièrement par les sujets nerveux ; les fruits acides et acerbes conviendront beaucoup mieux aux hommes lymphatiques.

Pour être salutaires et accomplir toutes les fins précédentes, les fruits doivent être pris à l'état de maturité parfaite. Par les températures qui ne permettent pas leur maturité complète, on a vu des épidémies dyssenteriques meurtrières résulter de leur usage. Les enfans, en abusant même de fruits parfaitement murs, sont exposés à se donner des dyssenteries.

Dans les climats chauds, ils forment la nourriture presqu'exclusive de beaucoup d'individus; mais dans nos climats tempérés, encore moins dans les pays froids, ils ne sauraient former la nourriture exclusive des hommes, sur-tout de ceux qui, adonnés à des travaux pénibles, ont besoin d'une excitation plus prononcée de l'estomac. Leur usage habituel, indépendemment des bénéfices attachés à cette alimentation douce et rafraîchissante, nous dégoûte de l'usage des viandes et des boissons fermentées.

## Alimens animaux. Des Quadrupèdes et des Oiseaux.

Les philosophes qui se sont occupé de l'histoire de l'homme n'ont pas tous été d'accord sur la question de savoir si l'homme est né carnivore, ou si cette disposition tient à une altération de ses appétits. La considération de l'organisation de l'homme met hors de controverse cette question. La forme de ses dents, et celle de son estomac, démontrent que l'homme a été doué de la double faculté de vivre herbivore et carnivore, et cette disposition est sans doute un témoignage de l'intérêt que la nature a attaché à sa conservation, en lui en multipliant ainsi les moyens.

Le goût assez général des hommes pour la chair des animaux s'explique assez par les sensations de saveur qu'elle nous donne, par sa digestion rapide, et le sentiment de chaleur et de force qu'elle excite dant tout l'organisme. Aussi voit-on l'homme en abuser et exagérer cette sensation, comme toutes celles qui peuvent lui procurer des jouissances. C'est sur-tout chez les gens opulens que cet abus est bien sensible. Il l'est en proportion telle, que l'on ne conçoit vraiment pas comment la matière animale peut suffire à une dépense aussi grande. Si cet usage abusif et ruineux des viandes pouvait seulement quelques temps devenir commun à tous les hommes, il faut croire que la nature animale, épuisée sans ressource, dévorée jusqu'au dernier de ses individus, périrait pour toujours. Mais il est, loin des villes, des hommes sobres, qui, au lieu de la détruire, travaillent journellement à réparer ses pertes abondantes.

L'abus des viandes engendre toutes espèces de maladies : les plus communes sont la goutte, les dartres, l'apoplexie, l'hypocondrie : elles donnent à nos passions cette tournure violente et démesurée si peu propre à favoriser la modération et la retenue, base essentielle de toute conduite sage. Leur moindre inconvénient, en apportant à la nutrition la masse exhubérante de sucs qu'elles fournissent, est de nous charger de ces embonpoints monstrueux sous lesquels s'efface la noble image de l'homme. Cette obésité informe prive nos membres de leur agilité, de leur souplesse ; elle engourdit notre sensibilité, amortit notre intelligence. L'homme, dans cet état, dépouillé de sa vie noble, de sa vie intellectuelle et locomotrice, est assimilé à une plante parasite ; il est réduit à sa vie végétative.

Mais sortons de la considération de l'abus, pour entrer dans celle de l'usage.

S'il est vrai que l'abus des viandes soit nuisible à l'homme, il n'est pas moins vrai que leur usage, convenablement combiné avec la nourriture végétale, peut contribuer à son bien-être et à sa santé, quoiqu'à la rigueur l'homme puisse vivre frugivore.

L'usage modéré de la viande nous donne des digestions plus rapides, plus réparatrices, d'un sentiment plus agréable : l'homme a plus d'énergie, il est sensible à la conscience de ce nouvel acquit de forces. Nous sommes plus aptes par leur usage à supporter de longues fatigues, à entreprendre des travaux pénibles. Elles excitent le courage, que les alimens végétaux tendent à tempérer. Sous leur influence, l'homme est plus vif, plus alerte, plus dispos, plus entreprenant.

Les principes des viandes sont la fibrine, qui constitue la partie musculeuse à laquelle on donne le nom de chair ; la gélatine, substance fade qui se trouve unie au principe précédent dans les muscles, ou isolée, comme dans les tendons, et qui, dissoute par l'action de l'eau, forme la préparation liquide alimentaire que nous nommons bouillon, de concours avec l'osmazome, substance odorante et savoureuse. C'est elle qui pénètre le bouillon et les chairs de cet arome si excitant pour nous. On trouve aussi dans les chairs de l'albumine, substance fade qui forme l'écume qui vient surnager à la surface de l'eau où l'on cuit des viandes, et enfin de la graisse.

Dans le règne animal, les quadrupèdes et les oiseaux sont les classes d'où nous tirons nos alimens les plus savoureux et les plus substantiels; mais il faut distinguer dans les chairs de ces animaux, les viandes noires des viandes blanches; celles qui proviennent des animaux sauvages de celles que nous retirons des animaux domestiques, les jeunes viandes des vieilles. Les viandes noires sont plus savoureuses et plus toniques que les viandes blanches, à raison de l'osmazome que les premières contiennent en grande abondance, et qui est plus rare chez les secondes. Les animaux sauvages nous fournissent un aliment beaucoup plus agréable que les animaux domestiques de même espèce, par l'effet du même principe, l'osmazome, dont ils sont plus chargés que les derniers, et par l'effet d'une nutrition plus régulière et plus parfaite que leur procure la liberté; tant il est vrai, comme le dit Buffon, que l'esclavage dégrade tout. Les jeunes viandes sont pour nous des mets beaucoup plus délicats que les vieilles, à raison de la flexibilité, de la ténuité et de l'abondance des sucs de leurs fibres, rendues sèches et coriaces chez ces dernières par les progrès de l'âge.

### Préparations des Viandes.

La préparation la plus savoureuse et la plus tonique des viandes, est celle que l'on connaît sous le nom de rôti. Cette préparation retient presque toutes les parties solubles des chairs. L'enduit demi-brûlé qui recouvre le rôti, a un goût assez analogue à celui du caramel ou du sucre brûlé. Cet enduit donne au jus de la viande une teinte brune et une saveur agréable. Cette préparation est sur-tout convenable pour les viandes visqueuses, qui contiennent beaucoup d'albumine, de gélatine et de graisse, comme celle du cochon de lait et de tous les très-jeunes animaux.

Une préparation moins tonique et moins agréable au goût, est celle qui consiste à les faire bouillir dans l'eau. La viande bouillie abandonne tous ses principes solubles, et se trouve presque réduite à la fibrine; aussi est-elle bien inférieure au rôti.

C'est de cette préparation qu'on retire le bouillon, substance liquide, dont l'eau, partie principale, tient en dissolution de la gélatine et de l'osmazome. Le bouillon, à raison de ces deux principes, est un liquide savoureux et tonique ; il l'est d'autant plus, qu'il a été extrait de viandes plus chargées de ces deux principes. Cet aliment plait à l'estomac ; il n'exige presque pas d'action de sa part, et répare presqu'immédiatement.

On prépare aussi les viandes à l'étuvée, en pénétrant fortement la chair de vapeurs chaudes; par là, on l'attendrit, et on la cuit sans la dessécher et sans l'épuiser. Les viandes ainsi cuites sont éminemment réparatrices.

On frit aussi la viande dans la graisse, l'huile ou le beurre, mais l'empyreume qui se forme dans cette opération, par la décomposition de l'un de ces corps par l'air, donne aux viandes ainsi cuites une action irritante et âcre.

Les viandes qu'on prépare à la sauce ont le même inconvénient, parce que dans cette préparation entre de l'huile ou du beurre, qui dégage de l'empyreume.

Les hommes consomment beaucoup de viandes conservées au moyen du sel et de la fumée. Ces derniers alimens ont une action éminemment âcre et irritante, à raison du sel abondant, et de l'empyreume qu'elles contiennent.

## *Effets des Viandes, relatifs aux modifications individuelles.*

Aucune constitution ne saurait, sans de graves inconvéniens, se réparer par l'usage exclusif des viandes. Les conséquences qui résultent d'un pareil régime sont, comme nous l'avons déjà dit, infiniment nuisibles pour la santé. Un régime alimentaire, dans lequel les végétaux entrent pour les trois quarts, et les viandes pour le quart restant, est vraiment le régime le plus convenable à l'homme. Mais il y a bien des distinctions à faire, et dans leur quantité, et leur qualité, suivant les modifications individuelles. Ainsi, les hommes où prédomine le système nerveux, se tiendront en garde contre l'usage des viandes, sur-tout de celles qui, par leur nature et leur préparation, sont douées de propriétés fort toniques. Leur action fortement excitante tend continuellement à faire passer leur vive sensibilité à l'état morbide, dont elle est déjà si voisine. Leur choix doit se porter sur les viandes blanches, rendues plus émollientes encore par leur coction dans l'eau; c'est à eux qu'il conviendra d'en amortir l'action par une grande quantité de nourriture végétale. Les sujets sanguins, que caractérise une excitation continuelle, devront chercher à ne pas trop favoriser cette disposition. Les viandes devront être exclues du régime de ces hommes qui éprouvent constamment de la pesanteur à l'estomac avec des éructations aigres : l'action tonique des viandes ne saurait qu'aggraver leurs souffrances. Des bouillons faits avec les viandes blanches pourront entrer dans leur régime. Les viandes noires rôties bien animalisées conviendront fort aux sujets lymphatiques, en allant exciter leur estomac, dont une action énergique est nécessaire à leur santé. Quant aux sexes, les viandes entrent plus dans le régime des hommes que des femmes, la force et l'énergie étant exclusivement dans les attributs des premiers. L'enfance devrait s'en abstenir, par la considération de la puissance immense de la vie à cette époque. Les vieillards devront user modérément de ces substances excitantes. Elles devront, de toute justice, faire partie du régime de ces hommes qui ont de grands travaux de corps à supporter. Pourquoi faut-il que ce soient les hommes oisifs et sédentaires qui consomment un aliment substantiel et excitant, qui devrait être le prix de la peine et du labeur, comme il en est le plus prompt réparateur ! Ce n'est pas là la seule contradiction que l'on rencontre dans les choses humaines : faisons des vœux pour que la profusion de cet aliment précieux soit moins scandaleuse à la table de l'homme opulent, et pour que, par là, il devienne moins rare à celle de l'homme producteur et travailleur. Que nous sommes encore loin du moment où le pauvre peuple pourra mettre la poule au pot tous les dimanches ! Que dirait le bon roi, s'il lui était donné de parcourir quelques provinces de son ancien royaume, où le pauvre peuple des campagnes ne connaît presque que de nom cet aliment ?

## Des Poissons.

L'homme tire un assez grand nombre d'alimens de cette classe d'animaux. Les peuples riverains des grands fleuves, des grands lacs, et plus spécialement ceux qui bordent les mers, en font leur nourriture presque absolue.

La composition des poissons a pour principe le plus abondant la fibrine, qui constitue, comme chez les quadrupèdes et les oiseaux, ce que nous appelons les chairs. Une quantité plus ou moins grande de gélatine et d'albumine accompagne cette fibrine. L'osmazome, ce principe aromatique et savoureux, manque chez les poissons. Beaucoup d'entre eux réunissent aux principes précédens une grande quantité d'huile animale.

Les poissons formés de fibrine et de quantité modérée d'albumine et de gélatine, sont agréables au goût, d'une digestion facile ; tels sont la carpe, la perche, la truite, la sole, le merlan, la limande, la morue, les écrevisses.

Quand la gélatine et l'albumine viennent à dominer, ils sont fades au goût, d'une digestion moins facile : tels sont les carpes grasses, les huîtres, qui n'ont de goût, et que nous ne digérons bien, qu'à raison de l'assaisonnement du liquide salin renfermé dans leur coquillage.

Ceux où, aux principes précédens, se réunit l'huile animale, sont lourds, pesans, indigestes, dans des degrés relatifs à la proportion de ce principe sédatif. Tels sont : le brochet, l'anguille, le maquereau, le turbot, la lamproye, le thon, le saumon, etc.

Les poissons se consomment à l'état frais, salé et saumuré. A l'état frais, quand ils sont préparés avec des assaisonnemens doux , ils forment un mets agréable , qui procure une alimentation saine. Ils procurent à tout le corps une excitation modérée , intermédiaire à celle des végétaux et des animaux. Quelques médecins leur attribuent à cet état une propriété aphrodisiaque dont je doute fort , et que je croirais plus volontiers exister dans les poissons salés et saumurés, à raison des principes âcres de ces préparations. Si cette propriété existe dans les poissons frais, il faut croire qu'elle est dépendante de leur laitance, dans laquelle les chimistes ont découvert du phosphore, substance éminemment excitante ; mais ce même principe existe aussi dans les cervelles des animaux, et personne ne leur a jusqu'ici reconnu de vertu aphrodisiaque.

A l'état salé et saumuré les poissons constituent un aliment âcre et irritant ; c'est sans doute à leur usage , sous cette préparation , que l'on doit attribuer les nombreuses maladies de peau, telles que les dartres et la lèpre , observées par les voyageurs chez les peuples qui font leur nourriture presqu'exclusive de ces substances âcres.

Les peuples ictyophages, ceux sur-tout qui vivent de poissons frais , ou qui tempèrent par une grande quantité de végétaux, le poisson salé, aliment âcre et irritant, ont des mœurs tranquilles et pacifiques : toute leur attention est tournée vers la pêche , qui forme leur industrie presqu'exclusive.

### Parties fluides des Animaux.

Les parties solides des animaux ne sont pas les seules dont l'homme s'alimente. Il tire aussi sa nourriture de quelques parties fluides, telles que le sang, les œufs des oiseaux et des poissons, et le lait, secrétion des mamelles des quadrupèdes.

Le sang des quadrupèdes et des oiseaux contient de la fibrine, une grande quantité d'albumine et de la matière colorante rouge ; à raison de ces principes, le sang est un aliment substantiel et tonique. Mais par les préparations qu'on lui fait subir sous le nom de friture et de boudin , il acquiert la propriété tonique à un bien plus haut degré , à raison de l'empyreume qui se forme dans la première préparation , et des épiceries qui entrent dans la seconde.

### Des Œufs et du Lait.

Les alimens, dans la considération desquels nous allons entrer , forment pour ainsi dire la transition de la nature animale à la nature végétale. Ces alimens, dégagés des principes éminemment substantiels et toniques qui caractérisaient presque toutes les substances précédentes, ont pour base des substances douces, émollientes, nourrissantes à un degré moindre.

Les œufs des oiseaux ont pour base principale l'albumine. Dans le blanc d'œuf, l'albumine y est à l'état pur ; dans le jaune, elle y est unie à une huile animale grasse, et à une matière colorante jaune. L'œuf frais à moitié cuit, lorsque son albumine est réduite à l'état laiteux, apparence qui est d'autant plus exacte, que l'œuf est plus frais, est un aliment doux et léger. Lorsque la coction a été poussée au point de solidifier son albumine, il est alors moins agréable au goût, et son albumine concrétée présente plus de difficulté à la digestion. En battant ces deux substances ensemble et les cuisant, on obtient un mélange, dans lequel l'albumine est moins concrète. Cet aliment est d'une saveur agréable et d'une assez facile digestion.

Les œufs des poissons sont réduits à la partie jaune. La composition de cette partie est analogue à celle du jaune d'œuf des oiseaux : leurs propriétés sont les mêmes. Dans quelques pays on apprête avec le sel, ou l'on saumure les œufs des poissons. Ils agissent alors à la façon des substances salées et saumurées. Les œufs du brochet sont un aliment nuisible ; ils excitent des vomissemens et des évacuations alvines. On croit assez généralement que les œufs de barbeau produisent des effets analogues au moment du frai.

### Du Lait.

Le lait est une substance liquide que nous retirons des mamelles des animaux quadrupèdes. Le beurre, le caseum, le petit lait et un principe odorant, forment sa composition. Le lait est un liquide d'une saveur douce, sucrée, agréable : il est réparateur. Le lait est l'aliment du jeune enfant, et le mélange de substances douces et réparatrices qui le constituent, nous indiquent suffisamment que c'est la nature, et non le jugement capricieux et arbitraire de l'homme, qui a fait choix de cet aliment pour le jeune individu auquel la nature devait accorder une protection toute spéciale. Le lait tire ses propriétés réparatrices du caseum, du beurre, et sa propriété douce et sucrée du sucre que contient le petit lait. Il est également rafraîchissant, à raison de l'acide que contient le petit lait. Le lait peut être employé comme aliment : il convient sur-tout aux sujets nerveux, aux femmes, aux enfans; il excite une douce influence sur tous nos organes, qui se communique à nos dispositions morales. C'est un puissant moyen pour modifier cette sensibilité exagérée qui appelle sans cesse les passions hors de leurs limites naturelles. Que de passions fougeuses, dangereuses pour nous et pour les autres, s'amortiraient par l'usage de ce puissant modificateur ! A la campagne, sur-tout dans les pays de montagnes, où l'on élève beaucoup d'animaux, les habitans en font une grande consommation. Il ne contribue pas peu à leur donner cette fraîcheur de teint, cette santé brillante et cette situation calme d'esprit qui les caractérise.

Pourquoi cet empressement banal des villes à soutirer à de malheureux enfans, cet aliment le plus convenable, le plus salutaire pour eux, pour lui substituer le bouillon gras? eh quoi! cet aliment qui enfante ces hommes vigoureux des montagnes, vrais géans, ne pourrait-il suffire à réparer ces enfans, vrais pygmées au prix d'eux. Cette pratique est blâmable et préjudiciable aux enfans.

Le lait qu'on consomme dans les grandes villes, et sur-tout à Paris, provient de vaches presque toutes renfermées dans son enceinte, dans des espaces étroits , mal aérés , d'où elles ne sortent jamais. Ces animaux, privés de mouvement, de l'air libre et de propreté, réduits les trois quarts de l'année à une nourriture sèche, doivent par toutes ces causes réunies mal se porter ; aussi le nombre des vaches phthysiques est-il très-considérable dans ces laiteries. Par ces motifs, le lait qu'on consomme dans Paris est généralement mauvais et souvent mal sain. On doit être surpris que l'autorité chargée de la surveillance de la salubrité publique , n'ait pas depuis long-temps relégué au dehors ces établissemens.

### Du Beurre.

Le beurre est un corps mou, de couleur jaune ou blanche , d'une saveur douce et agréable , et d'une odeur légèrement aromatique.

Le beurre est un aliment doux et émollient lorsqu'il est frais. Beaucoup de personnes en sont incommodées, par la raison, qu'habituées à ne manger que des alimens de haut goût, elles ne peuvent digérer un aliment qui a des propriétés émollientes. En vieillissant il passe au rance , prend alors un goût âcre et irritant. On l'emploie à l'état frais , salé et fondu , comme assaisonnement.

### Du Caseum.

Le caseum est solide, blanc, d'une saveur légèrement acide. Le caseum est rafraîchissant et substantiel, d'autant plus substantiel, qu'il se trouve réuni à la partie butireuse du lait, comme dans certains fromages. Il entre comme partie considérable dans la nourriture des campagnes. Le caseum convient à toutes les personnes qui ont besoin d'une nourriture émolliente et rafraîchissante.

On lui fait aussi subir une décomposition putréfactive, qui dénature ses qualités, et qui en fait un aliment âcre et irritant : à cet état, on l'emploie comme assaisonnement.

### Assaisonnemens.

Nous entendons par assaisonnemens, les substances liquides ou solides que nous introduisons dans nos alimens, pour leur donner une saveur ou plus douce, ou plus forte. De là, la division des assaisonnemens en doux et âcres.

### Des Assaisonnemens doux.

Il ne faut voir dans cette classe d'assaisonnemens, que des substances propres à satisfaire notre sensualité, incapables de nous nuire. Leur action, en donnant à notre sensibilité plus de finesse et de souplesse, nous dispose à des actes plus subtils, plus délicats de cette même sensibilité.

Dans cette première division, se trouvent les huiles, les graisses, le beurre et le sucre.

### Des Huiles.

Les huiles sont végétales ou animales.

Les huiles végétales que nous employons dans nos assaisonnemens, sont extraites de l'olive ou de la noix. L'huile d'olive a une saveur douce et une odeur agéable ; l'huile de noix contient un principe légèrement âcre, qui la met fort au-dessous de la première pour la saveur. Ces huiles sont douces, émollientes ; elles communiquent aux alimens auxquels on les incorpore, ces mêmes qualités. Ces huiles, en vieillissant, passent au rance, qui leur donne une odeur désagréable et une saveur plus ou moins âcre, qu'elles font partager aux alimens qu'elles sont destinées à assaisonner. Dans cette préparation culinaire, connue sous le nom de friture, l'huile combinée par l'élévation de la température avec l'air, acquiert une substance empyreumatique, substance tonique et âcre, qui se fait sentir dans les alimens qu'elle sert à assaisonner.

Les huiles extraites des poissons ont un goût fade et une odeur nauséabonde qui les rend fort inférieures aux huiles végétales. Dans les divers modes d'assaisonnement, elles se comportent comme les huiles végétales.

### Des Graisses.

La graisse est une huile concrète extraite des quadrupèdes et des oiseaux. Celle des oiseaux est préférée, à raison de sa délicatesse. Les graisses ont une saveur douce, une action émolliente. Elles sont susceptibles des mêmes altérations que les huiles, et se comportent à l'égard des alimens, dans un mode tout-à-fait analogue à celui des huiles.

La plus grande partie de celles que l'on consomme, sont conservées avec le sel. Le sel, à raison de son action tonique, leur fait perdre de leurs propriétés douces et émollientes.

### Du Beurre.

Le beurre, dont nous avons parlé à l'article aliment, a, comme les substances précédentes, une saveur douce et une action émolliente. On l'emploie à des préparations semblables. Il se comporte dans ses diverses préparations comme elles. Comme elles, il est susceptible de rancir; comme les graisses, on le conserve avec le sel.

## Du Sucre.

Le sucre est une substance d'une saveur douce, agréable, qui se trouve dans tous les végétaux, dans des quantités variables. Ceux qui en contiennent le plus, sont les plus recherchés, à raison de leur plus agréable saveur. Le sucre, tel que le fournit le commerce, est une substance blanche, cristalline, que l'on extrait de la canne à sucre, ou de la racine de betterave. Le sucre, éminemment sapide, a une action légèrement tonique; cette propriété se prononce davantage dans le sucre brûlé, dit caramel. Étendu dans une quantité considérable d'eau, le sucre acquiert des propriétés adoucissantes, dont on sait tirer partie en médecine. Le sucre, à raison de sa saveur agréable, est vivement recherché par les hommes et les animaux. Il communique aux alimens avec lesquels on l'incorpore sa saveur douce et légèrement tonique : c'est sur-tout aux alimens végétaux mucilagineux et fades qu'on le donne comme assaisonnement; il leur donne une saveur agréable, et en rend la digestion plus prompte. Le sucre a la propriété précieuse d'être inaltérable, et de pouvoir communiquer, pour un temps assez long, cette heureuse propriété aux substances avec lesquelles on l'incorpore. C'est à lui que nous devons la conservation de cette quantité prodigieuse de sucs végétaux, qui portent avec eux l'agrément et la variété sur nos tables. Le sucre, dans des proportions convenables avec nos alimens, ne peut qu'être infiniment salutaire à l'homme. « Son usage journalier dégoûte de différentes saveurs plus fortes ; il donne un peu d'éloignement pour le vice ; il fait qu'on désire moins les liqueurs spiritueuses ; en tout il paraît inspirer des goûts doux et délicats comme lui-même, et s'il contribuait à diminuer par degrés l'abus que certaines nations font encore des stimulans solides ou liquides les plus âcres, il conserverait beaucoup d'hommes, et peut-être aussi, comme on l'a prétendu, influerait-il, par les goûts qu'il ferait prédominer, sur les progrès des habitudes sociales les plus heureuses. » (1)

L'usage des assaisonnemens doux convient généralement à tous les hommes, à tous les sexes, mais plus spécialement encore aux sujets nerveux, sanguins, aux femmes, aux enfans, et aux hommes qui exercent des professions sédentaires et tranquilles.

-----

(1) Cabanis, Rapports du physique et du moral.

## *Des Assaisonnemens âcres.*

Les assaisonnemens âcres ont imprimé une modification profonde à notre espèce. Ils sont la cause, très-commune, d'une foule d'altérations, telles que la goutte, les dartres, l'hypocondrie........................, etc. Ce sont eux qu'il faut accuser de ces maladies nerveuses innombrables, qui peuplent comme par légions toutes nos cités; ce sont eux qui revendiquent ces maladies chroniques de poitrine qui déciment tous les jours les populations des villes. Ils sont susceptibles d'engendrer toutes les altérations; et la plus redoutable comme la plus importante de leurs atteintes, est sans contredit celle qu'ils vont porter à notre intelligence. Sous leur influence, l'homme n'altère pas seulement son physique, son moral aussi s'avilit et se dégrade. C'est chez les hommes le plus adonnés à leur excès, qu'on compte le plus d'aliénés ; et sur le nombre de ces infortunés frappés par la calamité, sans doute la plus cruelle et la plus sensible, comme la plus irrémédiable, des renseignemens sûrs nous apprennent qu'un dixième d'entre eux est tombé dans cet état déplorable par des abus de régime.

Mais ces résultats déplorables ne sont-ils que l'effet de l'abus ? et l'usage bien entendu des assaisonnemens ne peut-il pas contribuer à la santé et au bien être de l'homme ?

Il est un fait incontestable, c'est que la santé peut se soutenir belle et florissante sans leur action. Une grande énergie physique, comme une grande capacité morale, peuvent s'acquérir, se maintenir indépendamment de leur secours. Nous citerons en preuve l'exemple des quadrupèdes, si forts, si vigoureux hors de cette influence, et celui des gens de la campagne, sur-tout de ceux des montagnes, si supérieurs en forces musculaires comme en dispositions morales sur ceux des villes, et qui ne se nourrissent que d'eau, de végétaux et de laitage frais.

L'usage modéré des assaisonnemens ne constitue pas seulement un besoin nouveau pour l'homme, ce qui est un mal; mais en portant sur l'estomac une somme d'excitation plus considérable, ils tendent à rompre cette harmonie d'action qui résulte d'une énergie proportionnelle de tous les organes. L'équilibre de la vie est plus facile à maintenir quand de bonnes habitudes nous ont appris à nous exempter de ces modifications actives qui tendent à le troubler. L'homme trouve dans leur abstinence le secret d'une sensibilité délicate et vive, qui s'intéresse aux nuances les plus subtiles des impressions. Sa sensibilité toujours fraîche, toujours jeune, est pour lui la source de jouissances infinies, auxquelles ne doit pas prétendre celui qui l'altère chaque jour par des excitations que la nature désavoue.

A part ces inconvéniens, disons ce que l'observation confirme tous les jours; disons que l'action d'une dose modérée d'assaisonnemens, qui n'ont pas une âcreté prononcée, sur des hommes sains, est sans danger; que leur application sur l'estomac active la digestion; qu'ils étendent à toute l'économie ce surcroit d'excitation, en lui faisant éprouver un sentiment général de force et de vigueur dont la conscience nous est agréable.

Mais où sont-ils ces hommes parfaitement sains, sur l'estomac desquels on peut aller sans danger appliquer des assaisonnemens? en grand nombre dans les champs, en nombre bien plus faible, bien plus petit dans les villes, où des passions désordonnées, des causes nombreuses d'altérations résultant et du genre des travaux, et de l'entassement des hommes dans des lieux fort circonscrits, et la manière générale de vivre, qui est loin d'être basée sur la modération et la tempérance, rendent assez inopportun l'usage des assaisonnemens, et bien plus préférable l'usage d'un régime doux et émollient.

C'est sur-tout à ces citadins nombreux, languissans sous l'atteinte d'affections chroniques de tous les genres, que l'usage des assaisonnemens doit être impitoyablement interdit. Les hommes nerveux rencontrent dans ces préparations leurs plus cruels ennemis. Combien de maladies nerveuses auraient été prévenues par leur abstinence ! La seule guérison possible de ces maladies, est dans l'usage perpétuel du régime adoucissant; et lorsque trop tard employé, il est impuissant pour rappeler l'homme à sa santé pleine et entière, il ne l'est jamais pour lui donner des soulagemens. Les hommes sanguins, caractérisés par une excitation si vive, si mobile, si facile à s'altérer, n'useront qu'avec beaucoup de réserve des assaisonnemens. Les professions sédentaires, nombreuses dans les villes, qui privent presqu'absolument l'homme des grands mouvemens musculaires, devront également rendre ceux qui les exercent, très-sobres d'assaisonnemens. Les sujets lymphatiques pourront en prendre une dose modérée ; les enfans et les femmes devront se les interdire rigoureusement. Les assaisonnemens impriment à la sensibilité délicate des femmes, des modifications très-marquées, qui n'agissent pas seulement sur leurs nerfs, beaucoup plus irritables que ceux des hommes ; mais qui ultérieurement réagissent sur leurs dispositions morales, auxquelles ils enlevent cette douceur, cette conformité, cette égalité, qui est un de leurs plus grands charmes.

## Du Sel marin.

L'assaisonnement le plus ancien, le plus généralement employé, et le moins actif, est sans contredit le sel marin. Cet assaisonnement est si général, que presque tous les gouvernemens ont assis sur sa consommation une des branches les plus lucratives de leurs revenus.

Le sel marin a une saveur spéciale assez supportable quand il est pris en petite quantité ; en quantité plus considérable, il a une saveur âcre qui révolte le palais. Le sel marin a la propriété d'exciter la salivation et d'activer la digestion. A dose élevée il peut devenir purgatif.

Quelques personnes, pour démontrer la convenance des assaisonnemens pour l'homme, s'appuient de l'exemple des animaux, qui recherchent avec avidité le sel marin. Si l'on considère que les animaux sont aussi ardens que nous à exalter leur sensibilité, et que si leur sensibilité reste plus intacte que la nôtre, cela tient à l'impuissance où ils sont de se procurer les moyens de l'aiguillonner, on reviendra facilement de ce préjugé.

Le sel marin sert de base à un très-grand nombre d'assaisonnemens.

### Du Vinaigre.

Le vinaigre est un assaisonnement liquide, que nous obtenons par la fermentation de plusieurs fruits et la distillation du bois ; le plus agréable est celui qui provient de la fermentation du raisin.

Le vinaigre, en arrivant sur la surface muqueuse de la bouche, y produit une action vivement astringente, accompagnée d'un sentiment de chaleur prononcé : les lèvres se décolorent, pâlissent ; ces diverses modifications sont éprouvées par toute la surface muqueuse que touche ce liquide avant d'arriver à l'estomac ; et par l'estomac lui-même, qui en supporte plus long-temps l'action. Le visage, influencé sympathiquement, se colore en rouge ; l'irritation éprouvée par l'estomac, va aussi sympathiquement se reproduire sur la poitrine. On sait les fâcheux effets qu'éprouvent de son usage, les personnes qui ont cet organe altéré, ou dans une disposition à s'irriter. Il est incontestable que son action engendre un grand nombre de ces affections, et accélère leur terme fatal quand elles existent. Beaucoup de personnes cherchent à diminuer un embonpoint excessif par l'emploi du vinaigre. Il est bien positif que le vinaigre amaigrit, mais comment obtient-on cet avantage ? par l'irritation de quelque viscère important, comme la poitrine ou l'estomac.

Le vinaigre est l'élément d'assaisonnemens nombreux.

---

Il est des assaisonnemens qui ont pour base un principe volatil. Ces assaisonnemens affectent à la fois l'odorat et le goût, par des sensations agréables ou désagréables. Une stimulation très-active, et qui se propage rapidement de l'estomac aux autres organes, leur est commune à tous. Il faut avoir un estomac bien sain, une santé parfaite de tous les organes, pour supporter sans inconvéniens l'excitation énergique de ces assaisonnemens. Ils sont en très-grand nombre, et les suivans :

<table>
<tr><td>Ail.</td><td>Persil.</td></tr>
<tr><td>Câpres.</td><td>Piment.</td></tr>
<tr><td>Capucines.</td><td>Poireaux.</td></tr>
<tr><td>Cerfeuil.</td><td>Poivre.</td></tr>
<tr><td>Ciboules.</td><td>Raifort.</td></tr>
<tr><td>Echalottes.</td><td>Romarin.</td></tr>
<tr><td>Estragon.</td><td>Safran.</td></tr>
<tr><td>Girofle.</td><td>Sauge.</td></tr>
<tr><td>Gingembre.</td><td>Serpolet.</td></tr>
<tr><td>Laurier-sauce.</td><td>Thym.</td></tr>
<tr><td>Muscade.</td><td>Vanille.</td></tr>
<tr><td>Moutarde.</td><td>Civette.</td></tr>
<tr><td>Oignons.</td><td>Musc.</td></tr>
</table>

Il est une autre classe d'assaisonnemens, qui se composent du caseum du lait, auquel l'on a fait acquérir des propriétés excitantes, au moyen d'une décomposition putride plus ou moins avancée. Ces préparations attestent la dépravation du goût. A raison du sel marin qu'on y fait entrer, et de l'ammoniaque que la putréfaction y dégage, elles ont une stimulation très-énergique sur l'estomac. Il n'y a que des estomacs sains et vigoureux, capables de les digérer. Elles sont un vrai poison pour les estomacs frappés d'irritation chronique.

Les fromages fermentés forment une série très-nombreuse d'espèces et de variétés que nous n'énumérerons pas. Ces espèces sont dépendantes de la nature du lait, qui varie suivant chaque pays, et de la réunion ou de la séparation du beurre du caseum dans la fabrication des fromages.

### Boissons.

Les boissons sont des substances liquides, dont nous nous servons pour apaiser le besoin de la soif, ou pour exciter notre estomac.

Sous le premier point de vue, les boissons sont les agens d'un besoin naturel, et dont la satisfaction est impérieuse ; dans la seconde considération, elles constituent les agens d'un besoin factice, et appartiennent à la classe des substances assaisonnantes dont nous nous sommes occupés précédemment, en en démontrant la non nécessité et les dangers.

### Des Boissons rafraîchissantes.

Notre sang, en fournissant continuellement à toutes nos parties les principes de leur nourriture et de leurs secrétions, tend à se dépouiller de sa partie aqueuse. C'est sur-tout dans la transpiration pulmonaire et cutanée, et dans la secrétion de l'urine, qu'est sensible cette perte de la partie aqueuse de notre sang. La nature nous a doué d'un sens interne qui est chargé de veiller au renouvellement de cette partie aqueuse de nos humeurs. Ce sens réside dans l'arrière bouche et le gosier : sa sensation se manifeste par un sentiment de sécheresse et d'ardeur fort incommode, et qui, dans ses dernières périodes d'exaltation, est une souffrance atroce, cent fois plus cruelle que celle de la faim.

C'est avec l'eau, ou avec des liquides acidules, mucilagineux et aromatiques dont l'eau fait la base, que nous satisfaisons ce besoin. L'eau, en passant sur les surfaces où réside le sens de la soif, les humecte, les rafraîchit, les délivre de la sensation incommode qu'elles éprouvaient. Absorbée plus tard par l'estomac, et portée dans le torrent de la circulation, elle y répare les parties liquides dissipées par toutes les évacuations.

La qualité rafraîchissante de l'eau est relative à sa température. A mesure qu'elle s'élève en température, elle perd de cette qualité précieuse ; ainsi l'eau à la glace est éminemment rafraîchissante, tandis que l'eau tiède ne l'est presque pas, et que l'eau chaude, loin d'avoir conservé cette qualité, en a acquis une contraire : l'eau à cette température peut servir d'assaisonnement.

Il y a de grands ménagemens à prendre dans la satisfaction de la soif : lorsque, excités puissamment soit par la chaleur atmosphérique, soit par de grands mouvemens musculaires, nous transpirons ou nous suons abondamment; dans un état pareil de choses, l'eau froide injérée dans l'estomac, le frappe subitement de froid. Un refroidissement général s'empare de nous, nous sommes saisis, transis, la respiration se supprime, et une inflammation aiguë va aussitôt détonner ou sur la poitrine, ou sur l'estomac. On se préserve de cette fâcheuse atteinte, en retenant dans sa bouche l'eau destinée à apaiser la soif, un temps suffisant pour que sa température s'élève. Cette modification obtenue, on l'avale sans courir le moindre danger.

On peut, à défaut d'eau, non pas étancher complètement le besoin de la soif, mais le pallier pour un temps plus ou moins long, en excitant la secrétion salivaire et avalant son produit; mais ce n'est là qu'un soulagement, et tôt ou tard, il faut en venir à l'eau, seul agent de la satisfaction réelle.

Une petite quantité d'acide tel que le vinaigre

étendu dans une très-grande quantité d'eau, donne à l'eau, non-seulement une saveur plus agréable, mais encore une propriété rafraîchissante plus marquée.

L'eau, qui contient du mucilage ou du sucre très-étendu, a également, indépendamment d'un goût plus agréable, des propriétés rafraîchissantes plus senties.

C'est avec les divers principes, eau, mucilage, sucre, acide, que sont formés les fruits rafraîchissans, dont les sucs étendus d'eau forment la boisson la plus agréable et la plus désaltérante.

Les eaux aromatisées, telles que infusion de menthe et autres dont on se sert quelquefois pour étancher la soif, sont loin d'atteindre ce but. Si leur aromate a la propriété de produire un sentiment de froid en passant sur nos surfaces muqueuses, cet effet momentané est aussitôt remplacé par un sentiment de chaleur qui exalte encore davantage le besoin de la soif; et l'estomac en dernier lieu excité par la présence de cet aromate, rend encore plus pénible la sensation de la soif. On conçoit néanmoins, que si ces aromates sont contenus dans une très-grande quantité d'eau, celle-ci, à raison de sa propriété rafraîchissante, balançant les effets de l'excitation produite par l'aromate, ces boissons peuvent satisfaire le besoin de la soif.

Assez généralement l'on se sert de vin étendu dans l'eau, pour boisson rafraîchissante ; mais si le vin, à raison de l'acidité qu'il contient, peut contribuer à rafraîchir, à raison aussi de son principe essentiel l'alcool, principe éminemment excitant, le premier effet est détruit. Sous l'influence de cette boisson, la bouche, l'œsophage, l'estomac, acquerrent plus de chaleur, la circulation s'accélère, et la chaleur et l'irritabilité générales deviennent plus sensibles.

Mais les boissons ne nous servent pas seulement à étancher notre soif, elles ont encore la propriété de délayer les alimens, et de rendre par là la digestion plus facile.

L'eau pure est la boisson qui réunit au plus haut degré cette propriété.

Le besoin de la soif est vivement senti pendant que nous introduisons des alimens dans l'estomac, et pour beaucoup d'individus c'est le seul moment de la journée où la soif se fasse sentir. Ce besoin est relatif et à la quantité des alimens et à leur nature; ainsi des alimens nombreux secs et excitans développeront davantage ce besoin, que des alimens aqueux d'une nature tempérée, et en petite quantité. Les diverses saisons de l'année et les variations journalières de la température , ainsi que nos habitudes , font varier beaucoup ce besoin. Nos tempéramens l'influencent aussi. Les hommes nerveux dont l'estomac est si irritable , développant beaucoup de chaleur pendant la digestion, ont besoin d'une grande quantité d'eau pour modérer cette chaleur. Cet effet est encore plus sensible dans les estomacs atteints d'irritation chronique.

L'eau prise dans les repas au-delà du besoin , arrête la digestion , qui ne s'effectue qu'avec peine  et dans un temps plus long. Prise en trop petite quantité , elle développe un sentiment de malaise et d'ardeur dans l'estomac , qu'elle peut faire passer à un véritable état d'irritation morbide.

### *Des bonnes Eaux, des mauvaises ; des moyens de les assainir.*

Les eaux salubres doivent contenir de l'air atmosphérique en dissolution : c'est ce principe qui donne aux bonnes eaux cette saveur agréable qui les caractérise. Elles ne doivent contenir qu'une petite quantité de sulfate de chaux. Celles où ce principe domine , dites eaux séléniteuses, ont un goût désagréable , sont d'une digestion pénible , et peuvent occasionner des maladies nombreuses. On les reconnaîtra aux caractères suivans : elles cuisent difficilement les légumes ; et au lieu de dissoudre le savon , elles le caille-bottent. Elles doivent également être exemptes de l'altération qu'y apportent les substances animales ou végétales corrompues, qu'on trouve en si grand nombre dans les marais et les étangs. Ces eaux impures peuvent occasionner des maladies très-graves ; les plus communes, sont les fièvres intermittentes.

Les eaux provenant de la fonte des neiges ne sont pas malsaines comme on le croit assez généralément ; elles n'ont que l'inconvénient de contenir une petite quantité du principe atmosphérique : ce défaut est aussi commun aux eaux du ciel que l'on reçoit dans des citernes, aux eaux de source et de puits ; on peut y remédier, en les laissant long-temps exposées à l'air avant de les employer.

L'eau de rivière qui coule sur un fonds rocailleux , et qui par son exposition continue à l'air , s'imprégne en abondance de son oxigène, est sans contredit la plus saine et la meilleure, surtout lorsqu'elle a été passée au filtre, pour la dégager de toutes les substances étrangères qui s'y mélangent accidentellement.

On peut rendre potables les eaux de marais

et d'étang, en les évaporant, et recevant ces vapeurs qui forment une eau pure qui n'a besoin que d'être exposée à l'air pour s'imprégner d'oxigène.

### Des Boissons assaisonnantes.

Les boissons assaisonnantes ont une action autrement active que les assaisonnemens solides. Plus spécialement qu'eux encore, elles doivent exciter notre attention. Agens bien plus puissans de toutes les altérations que nous avons dit dépendre de l'emploi des assaisonnemens, elles s'en distinguent aussi par un phénomène tout particulier, l'ivresse; excès déplorable, qui livre la vie de l'homme au péril, met en interdiction son intelligence, et le précipite vers des actes désordonnés plus ou moins coupables. Sa répétition fréquente conduit l'homme à une habitude honteuse, l'ivrognerie, vrai fléau pour le malheureux qu'elle frappe, et qui après des altérations plus ou moins notables de son corps et de son entendement, le jette dans un abrutissement profond.

Nous diviserons les boissons assaisonnantes, en boissons fermentées, et en boissons aromatiques.

Les boissons fermentées ont toutes la propriété de produire l'ivresse. Elles résultent d'une opération particulière, nommée fermentation, qu'on fait subir aux sucs de certains fruits, comme le raisin, la pomme, la poire, et à une graine céréale, l'orge.

Les conditions de cette opération, sont, pour les fruits qui la subissent, de contenir du sucre, une certaine matière végéto-animale nommée ferment ; et ses résultats sont la décomposition plus ou moins entière du sucre et du ferment, la formation de principes nouveaux, l'alcool, l'acide acétique, le gaz acide carbonique et un principe aromatique ( bouquet du vin ) sur lequel l'analyse chimique s'est exercée vainement jusqu'à ce moment, mais dont la sensation de l'odorat constate l'existence d'une manière indubitable.

Ces divers produits varient en proportion, suivant les diverses natures de fruits, leurs différentes espèces, et les sols divers qui les produisent. Leurs différences constituent celles des vins.

Le principe éminemment essentiel des boissons fermentées, est l'alcool.

Les boissons résultant de la fermentation du raisin, sont désignées par le nom générique de vins.

Eu égard à leur saveur, on peut les diviser en vins acides, amers, sucrés et alcooliques.

Les vins acides, quand ce principe n'y domine pas trop, sont d'une saveur agréable et d'une excitation légère : tels sont les vins de Bourgogne.

Les amers ont une saveur plus ou moins âpre et excitent vivement la digestion : tels sont les vins de Bordeaux.

Les vins sucrés sont doux; ils ont une excitation moyenne, restent plus long-temps sur l'estomac, à raison de la substance alimentaire, le sucre, qu'ils fournissent à la digestion : tels sont tous les vins méridionaux.

Quant aux vins alcooliques, ils ont une saveur forte; ils excitent puissamment l'estomac, et cette stimulation se propage subitement au cerveau : tels sont les vins vieux ou ceux dont le raisin contenait beaucoup de sucre, et qu'on a laissé long-temps fermenter.

### De la Bière.

La bière résulte de la fermentation de l'orge qu'on a fait préalablement germer, pour y développer le principe sucré, et torréfier, pour lui donner de l'amertume. On y ajoute aussi du houblon, qui accroît son amertume et lui cède un principe aromatique.

La bière contient de l'alcool, de l'acide acétique, une substance amère, et un principe aromatique.

La bière, à raison de son alcool et de son principe amer, agit comme les vins. Rien de plus faux et de plus absurde que la propriété qu'on lui croit généralement d'être rafraîchissante. Jamais une boisson où dominent le principe amer et le principe alcoolique ne saurait l'être : sa propriété est contraire.

### Du Cidre et du Poiré.

Ces deux boissons s'obtiennent par la fermentation, la première des pommes, la seconde des poires. Elles contiennent, comme les précédentes, de l'alcool, de l'acide acétique et du sucre ; elles sont d'une saveur douce et agréable, à moins qu'elles n'aient été fabriquées avec des fruits amers et sauvageons, comme on le pratique en Normandie ; elles acquièrent alors une saveur plus ou moins âpre, mais ont en revanche l'avantage de se conserver plus longtemps.

### Des Liqueurs.

Les liqueurs sont le produit de la distillation

des boissons fermentées. Cette opération sépare la partie alcoolique des autres principes des boissons fermentées. Cette préparation, plus ou moins concentrée, porte le nom d'eau-de-vie; et de liqueur, quand on y fait infuser un aromate.

### *De l'action des Boissons fermentées.*

Dans un premier degré d'excitation, les boissons fermentées exercent une action stimulante sur l'estomac, qui se propage instantanément au cœur et au cerveau : le cœur, accéléré dans ses mouvemens, va porter partout une cause nouvelle d'excitation ; le cerveau stimulé, communique son impression à tout le système nerveux ; la vie est partout exaltée, sa conscience devient plus active, et l'homme se complait dans ce surcroit d'énergie ; il devient expressif, chaleureux et communicatif : ce sentiment d'une grande force le rend confiant, généreux. C'est à cette première modification qu'il faut rapporter les hommages nombreux qui ont été adressés au vin par les poètes bacchiques de tous les temps.

Dans un second degré d'excitation, l'estomac violemment stimulé, a perdu son aptitude à digérer, la digestion languit, se trouble, la circulation, après avoir été accélérée, baisse; le pouls est à peine sensible, le cerveau est pris d'un sentiment de confusion et d'embarras, qui dégénère en pesanteur et en douleur: l'homme ne conserve plus son équilibre; s'il veut marcher, il vacille, trébuche et tombe; s'il veut parler, il balbutie et déraisonne; il frissonne, tremble; une sueur froide couvre tout son corps; des angoisses aiguës se font sentir dans les régions de l'estomac, des rapports aigres et nidoreux se mêlent à ce sentiment, et le vomissement vient débarrasser l'estomac de substances à moitié digérées, d'une odeur aigre et piquante. L'acte se termine ordinairement par le sommeil. Le retour à la santé est marqué par un affaiblissement général et un état d'hébétude prononcé.

Dans un troisième degré d'excitation, l'homme est livré à un sommeil profond; il est insensible à tout : le bruit, la lumière, le déplacement, rien ne le rappelle de ce sommeil morbide, image réelle de la mort; ou bien, pris d'un accès de fureur, il heurte, frappe, bat indistinctement tout ce qu'il rencontre, et ne s'arrête dans ses actes désordonnés, que par l'effet d'une force majeure, ou par l'épuisement de sa fureur; il tombe alors dans un état analogue au précédent. La fin d'une pareille scène peut être la mort, occasionnée soit par apoplexie , soit par inflammation aiguë de l'estomac.

Les liqueurs produisent une ivresse bien plus prompte et plus dangereuse, à raison de la concentration du principe actif des boissons fermentées.

Les boissons fermentées sont la partie la plus active de notre régime alimentaire ; elles ont une influence très-marquée sur tout notre organisme , et sur tous les phénomènes qui en dépendent ; elles méritent d'être longuement et profondément étudiées sous le double rapport de l'influence qu'elles exercent et sur le physique et sur le moral (1).

## Altérations des Boissons fermentées.

Les boissons fermentées sont susceptibles d'altérations nombreuses La plus commune est leur passage à l'état acide. Quelques chimistes ont proposé le sucre comme moyen neutralisant de l'acidité.

De cupides détaillans, pour corriger cette acidité, y font dissoudre des sels de plomb, substances vénéneuses. C'est aux hommes char-

_______________

(1) C'est une tâche que j'ai entreprise et dont je me propose de publier prochainement le résultat.

gés de la surveillance de la salubrité publique , d'empêcher une fraude aussi scélérate. On pourra la reconnaître en versant dans la liqueur de l'acide sulfurique , qui la précipitera en blanc.

### Boissons aromatiques.

Les boissons assaisonnantes aromatiques le plus généralement en usage, sont le thé et le café : aucune de ces boissons n'est énivrante.

### Du Thé.

Le thé est une plante étrangère, qui contient un principe amer et un principe aromatique. A raison de ces deux substances , le thé infusé dans l'eau, à laquelle il les abandonne , est une boisson excitante, qui active la digestion et de plus la transpiration. On en fait grand usage dans les pays humides et brumeux, où cette fonction de la peau est empêchée par la froidure et l'humidité de la température. Cette considération peut, jusqu'à un certain point, légitimer son usage dans ces régions.

Cette boisson est dangereuse pour les sujets nerveux, et ceux qui languissent sous l'atteinte d'affections chroniques. Elle peut convenir aux sujets lymphatiques , dont elle élève la sensibilité inerte. On a reproché avec raison, à cette boisson, d'avoir augmenté les maladies nerveuses. C'est le propre de toute substance trop excitante.

### Du Café.

Le café est une graine amère, dans laquelle on développe par la torréfaction un principe aromatique qui plait généralement. L'infusion du café est une boisson qui donne une excitation active à l'estomac, de là elle se communique à tous nos organes, et spécialement au cerveau auquel elle transmet une heureuse disposition, et un bien-être tout particulier. Cette boisson est devenue de nos jours populaire : ses inconvéniens sont ceux de la précédente, et de toutes les boissons excitantes. Si quelques individus, heureusement organisés, ont pu en user largement durant une longue vie sans accidens aucuns, le nombre bien plus grand de ceux auxquels elle a fait tort, doit rendre très-précautionné sur son usage, sur-tout les hommes d'une santé équivoque.

### Altération du Thé et du Café.

Le thé et le café sont très-souvent falsifiés dans le commerce. Beaucoup de plantes ayant une amertume et un arome analogues à ceux du thé, lui sont substitués. Quant au café, la fraude n'est pas aussi facile, aucune plante n'ayant fourni jusqu'à ce moment un arome semblable au sien. La fraude est réduite à mélanger au café réduit en poudre, une quantité plus ou moins considérable de poudres de plantes amères torréfiées, qui, par cette préparation, ont acquis une nouvelle amertume et un arome particulier : le goût seul est intéressé dans cette falsification.

# CHAPITRE II.

RESPIRATION, CIRCULATION. *Leur influence sur l'économie.*

Si les phénomènes de la digestion sont importans à la vie végétative pour faire subir aux alimens des altérations qui les préparent à s'assimiler à nos parties ; ceux de la respiration, chargée de perfectionner ces matériaux encore imparfaits, de les réduire en sang, de régénérer le sang noir ; ceux de la circulation, qui apporte aux poumons ce double élément de réparation, d'où elle le ressaisit pour le transporter à tous nos organes, occupent une place non moins remarquable dans les phénomènes de cette vie végétative : l'ensemble de ces deux dernières fonctions concourt comme la digestion au grand mouvement de composition.

La respiration et la circulation ont une action imminente vivement sentie par toute notre économie. Un poumon sain, volumineux, en admettant dans sa capacité une quantité considérable d'air et de sang, fournit une réparation prompte et abondante ; et si le cœur, chargé d'aller distribuer cette cause puissante d'excitation, a une organisation relative, les hommes doués de cette double prédominence jouissent d'une grande énergie ; sollicités incessamment par un sang abondant et riche en principes, ils seront entreprenans, hardis, audacieux ; mus par cette conscience constante d'une grande force, ils aspireront sans relâche à la mettre en exercice.

Ces hommes au contraire que la nature n'a doués que d'une poitrine étroite et resserrée, qui n'ont qu'un degré modéré de contraction musculaire dans le cœur ; ces hommes, influencés faiblement par ces organes débiles, se feront remarquer par une tiédeur presque constante de toutes leurs passions. Par momens ils pourront s'animer, s'exalter, mais ce mouvement sera peu durable; une tendance continue au repos et à l'inertie les caractérisera.

L'agent hygiénique de ces deux fonctions est l'air.

Mais l'air n'agit pas seulement sur ces deux fonctions, il porte aussi son action sur la peau, met en jeu sa sensibilité, qui a des liaisons si étroites avec tous nos organes, et par là, influence toute notre économie.

## De l'Air.

L'air, que la plupart des hommes considèrent comme un corps simple, est un corps très-complexe, dont l'étude mérite la plus grande attention. C'est lui qui compose cette masse dans laquelle nous vivons, qui nous presse, nous enveloppe de toutes parts, et forme à la terre une enveloppe épaisse dont on évalue le rayon à quinze à seize lieues. L'air est un fluide invisible : lorsque nous l'apercevons par petites masses; et coloré lorsque nous le voyons grandement massé, comme dans les perspectives célestes; il est fluide, élastique, pesant; il contient, outre ces principes particuliers, de l'eau à l'état de vapeur, du calorique, de la lumière, du fluide électrique, et une quantité prodigieuse de corps qui y entrent à chaque instant en se volatilisant.

*Fluidité.* Cette propriété est attestée par la grande mobilité dont jouit l'air, et dont l'action variée en direction et en force constitue les vents différens.

*Compressibilité* et *Elasticité.* Qu'à un tube soit ajusté un piston qui le bouche bien hermétiquement ; qu'on plonge le piston, l'air se laisse comprimer ; mais si la force qui poussait le piston l'abandonne, l'air réagit en vertu de son élasticité, et reprend son volume premier. L'air est comprimé à raison de sa pesanteur : il est d'autant plus comprimé, qu'il est plus voisin de la terre. Le calorique tend à diminuer la compression de l'air, et par là, augmente son élasticité. La vapeur d'eau a la même propriété.

*Pesanteur.* La pesanteur de l'air est rendue évidente au moyen de la différence de poids que présente un ballon pesé à plein, puis à vide. Son poids est égal à la pression qu'exerce sur nous la colonne entière de l'atmosphère. Le poids de cette colonne est tel, qu'il soutient au niveau de la mer et dans des tubes fermés, le mercure à la hauteur de vingt-huit pouces et l'eau à celle de trente-deux pieds (toutes choses égales d'ailleurs.) La pression de la colonne atmosphérique que supporte la surface d'un homme de taille moyenne, a été évaluée à un poids de 33,600 livres. Ce phénomène qui, au premier aperçu, semble incompréhensible, s'explique facilement quand on tient compte de la réaction des fluides élastiques contenus dans nos cavités et nos tissus, et qui contrebalancent ce poids de manière à le rendre insensible pour nous. C'est par cette même réaction des fluides élastiques des poissons, qu'on explique la possibilité, pour quelques uns d'eux, de vivre à des profondeurs immenses dans la mer, où ils ont des poids bien plus considérables à supporter.

Cette pesanteur est conservatrice de la forme de certains liquides, qui passeraient à l'état de vapeur, sans elle, tels que l'éther et l'eau.

La pesanteur de l'air est relative aux élévations; ainsi sur les montagnes, l'air est moins pesant. Cette vérité est rendue sensible par la chute du baromètre, à mesure qu'on s'élève.

La pesanteur de l'air varie encore, suivant les vents, les vapeurs dont il est chargé, et quelques autres circonstances que nous ignorons.

### *Principes particuliers de l'Air.*

L'air atmosphérique est composé dans sa plus grande pureté, d'oxigène, d'azote et d'acide carbonique, corps fluides qui y entrent dans les proportions suivantes, 0,21 gaz oxigène, 0,78 gaz azote, 0,01 gaz acide carbonique. Sur tous les points de la terre, l'air atmosphérique a présenté les mêmes principes et dans les mêmes proportions.

Dans les couches supérieures, on trouve une petite quantité d'hydrogène.

### Du Calorique.

Le calorique est un corps fluide qui exerce une influence très-active sur toute la nature. Les propriétés de ce corps sont de se mouvoir sous forme de rayons, lorsqu'il est libre, de dilater tous les corps de la nature, et par là d'agir en sens inverse de l'attraction ; de produire par sa présence la chaleur, et par sa soustraction la sensation contraire, du froid.

Tous les corps ne s'échauffent pas avec la même promptitude : ceux qui s'échauffent le plus rapidement ont reçu le nom de bons conducteurs du calorique, par opposition à ceux qui s'échauffent lentement, et qu'on appelle pour cette raison mauvais conducteurs. Les premiers retiennent le calorique beaucoup moins long-temps que les seconds.

Les corps ont des capacités différentes pour

le calorique; c'est-à-dire que pour arriver à une température égale, deux corps de capacité différente employeront une quantité de calorique différente.

Les corps contiennent du calorique libre, dont nous avons la sensation, et du calorique latent, que nous ne pouvons pas apprécier. Ce calorique est nécessaire à la constitution des corps, et ne les abandonne que lorsqu'ils se décomposent.

Les corps tendent toujours à se mettre en équilibre de température.

Tous les corps organisés ont un degré uniforme de calorique dans quelque région qu'ils vivent. Cette température est pour l'homme de 32°. R.

Le calorique est émané continuellement du soleil.

La quantité de calorique n'est point uniforme sur tous les points de la terre, ni à toutes les époques de l'année : ces différences constituent les climats et les saisons.

Cette quantité est d'autant plus grande, que les rayons solaires sont reçus plus perpendiculairement; la zône équatoriale qui les reçoit verticaux, est aussi la plus chaude du monde : à mesure que les rayons solaires s'éloignent de la perpendiculaire, ils déterminent des climats moins chauds. On arrive ainsi par gradation, des climats les plus chauds aux plus froids, en s'avançant de l'équateur vers les pôles.

La chaleur varie encore suivant les saisons, qui ne sont que des modifications dans la quantité du calorique, produites par la présence plus ou moins longue du soleil sur l'horizon des régions respectives de la terre, et par la direction variable des rayons de ce même soleil, qui, dans les saisons chaudes, sont plus perpendiculaires, et dans les saisons froides, sont plus obliques.

La nature du sol influe encore beaucoup sur la température, à raison de ses qualités plus ou moins conductrices du calorique et de sa qualité plus ou moins réfléchissante de ce même calorique. Les pays sablonneux et calcaires, qui conduisent mal le calorique, et qui le réfléchissent bien, seront une cause sensible d'élévation dans la température.

La position des lieux sera favorable à l'augmentation ou à l'abaissement de la température, suivant que ces lieux seront tournés vers le sud ou le nord.

L'élévation des lieux concourt beaucoup à diminuer la température ; cet effet est sensible dans la température des montagnes, comparée à celle des plaines : partout à mille toises au-dessus de la mer, on trouve des neiges et des glaces.

Les mouvemens de l'air font encore varier sa température ; certains vents l'augmentent, d'autres la diminuent : en France, les vents du sud sont chauds, et ceux d'est frais ; ils échauffent ou refroidissent le sol, suivant qu'ils lui cèdent ou qu'ils lui soutirent du calorique.

La plus grande chaleur de la journée a lieu à peu près aux trois quarts du jour, et le plus grand froid se fait sentir vers le lever du soleil.

C'est une croyance assez généralement répandue, que depuis quelques siècles, notre globe se refroidit ; s'il en était ainsi, il se serait contracté, et son diamètre aurait diminué. Or, les calculs des astronomes n'ont point constaté cette diminution.

Le thermomètre, dans notre climat, n'a jamais, dans les étés les plus chauds, monté à l'ombre, au-delà de 28°. R., et dans les hivers les plus rigoureux, il n'est jamais descendu au-delà du 16°. R.

Dans les régions les plus chaudes de notre globe, le thermomètre ne dépasse pas le 31°. R., à l'ombre ; dans les pays les plus froids, il peut descendre jusqu'au 70°. R., au-dessous de zéro.

L'air est un mauvais conducteur du calorique :
ce n'est que par sa grande mobilité qu'il parvient
à le transmettre ; mais lorsqu'il est saturé d'eau
à l'état liquide ou à l'état vaporeux, il en devient bon conducteur, à raison de la propriété
conductrice de l'eau. Aussi dans cet état, l'air
reçoit très-bien, ou renvoie très-bien aux autres
corps son calorique, suivant qu'il leur est infé-
rieur ou supérieur en température.

### De l'Humidité de l'Air.

Les masses considérables d'eau qui recou-
vrent une grande partie de notre globe, tendent sans cesse à s'évaporer, et cette évaporation a lieu par les temps froids, comme par les
temps chauds ; mais cette évaporation est bien
plus considérable par une température élevée.

L'évaporation se fait d'une manière insensible pour nous.

L'évaporation augmente par le mouvement
de l'air.

Cette présence de l'eau dans l'air, nous est
rendue sensible par l'humidité, qui est l'expression d'un abaissement de la température, si
l'humidité succède à un temps sec et chaud, et
au contraire l'expression de son élévation, si
l'humidité succède à un temps sec et froid.

L'eau évaporée, en suspension dans l'air, peut passer successivement de l'état de vapeur invisible à celui de vapeurs denses agglomérées qui forment les nuages, à l'état de pluie, de neige, de grêle, qui ne sont que des états relatifs à l'abaissement de la température de l'eau.

### Lumière.

La lumière émane du soleil, comme le calorique ; elle se meut sous forme de rayons avec une rapidité étonnante. Les rayons lumineux se réfléchissent, ou traversent les corps : dans le premier cas, les corps sont dits opaques ; dans le second, transparens. En traversant certains corps, la lumière est susceptible de se décomposer en sept rayons colorés, chacun diversement. Leur réception sur une surface blanche, forme une image que l'on appelle spectre solaire. Ainsi que le calorique, la lumière solaire produit la dilatation et l'échauffement des corps, ce qui nous démontre qu'elle contient du calorique.

### Electricité.

L'atmosphère, ainsi que tous les corps de la nature, contient du fluide électrique dans des quantités variables. Le globe terrestre est une source inépuisable de ce fluide, et il est en conséquence désigné sous le nom de réservoir commun, toutes les fois qu'on le fait intervenir dans la considération des phénomènes électriques. Le fluide électrique est composé de deux fluides, qui se neutralisent réciproquement dans les corps, de manière qu'on n'y soupçonne pas leur présence.

Un corps est dit électrisé, lorsque son électricité naturelle est décomposée, ou lorsqu'il reçoit une augmentation dans l'un des deux fluides.

Les molécules de chacun des fluides se repoussent, tandis qu'elles attirent les molécules de l'autre fluide.

Si l'on met en contact deux corps animés, d'une même quantité d'électricité hétérogène, l'équilibre se rétablit.

L'action de la chaleur favorise l'action de l'électricité.

Un corps électrisé, mis en contact avec un autre corps, supposé dans un état de neutralité, lui communique une portion de son électricité dans un temps variable, suivant la nature de ce corps.

Il est des corps, tels que les métaux et beaucoup de liquides, qui transmettent facilement l'électricité, et que, pour cette raison, on appelle bons conducteurs; d'autres, doués d'une propriété contraire, ont reçu le nom de mauvais conducteurs.

Un corps est dit isolé, quand il n'a aucune communication directe avec un corps conducteur.

La terre et les corps qui sont attachés à sa surface, sont de bons conducteurs : l'air est un corps assez mauvais conducteur; quand il est chargé d'humidité, sa propriété conductrice est assez développée.

La terre est dans un état presque continuel d'électrisation, ainsi que les nuages. L'air est un corps isolant pour eux. Quand il est chargé d'humidité, il permet facilement la communication des électricités opposées, et l'équilibre se rétablit sans désordre; mais, si un air long-temps maintenu à l'état de sécheresse, n'a pas permis cette rencontre des électricités qui tendent sans cesse vers l'équilibre, alors les électricités hétérogènes dont sont chargés les nuages, font irruption l'une sur l'autre, ou bien la lutte s'engage entre l'électricité des nuages et celle de la terre, et de leur rencontre plus ou moins violente, résultent des effets plus ou moins variés, plus ou moins terribles, que nous connaissons sous le nom d'éclairs et de tonnerre.

Suivant les variations de la propriété isolante de l'air, suivant le nombre et la disposition des corps atmosphériques, suivant la charge électrique que reçoit le globe avant de la communiquer à ces corps, les phénomènes électriques doivent varier dans les différentes heures du jour, dans les différentes saisons de l'année, dans les différens climats du globe.

*Action de l'Air sur l'économie animale.*

Après avoir fait rapidement l'exposition des corps multipliés qui composent l'air, il nous reste à parler de l'action de ces corps sur l'économie animale.

Or, ces corps n'agissent pas seulement sur lui physiquement, comme sur une masse inanimée ; il éprouve de chacun d'eux des modifications, et leur en fait éprouver à son tour.

*Combinaison de l'Air dans la respiration.*

L'air qui arrive dans nos poumons, en sort modifié de la façon suivante : une portion de son oxigène a disparu, et une quantité variable d'acide carbonique l'a remplacé ; sous l'influence de cette portion d'oxigène avec lequel il se combine, le sang noir passe à la couleur vermeille, et acquiert des propriétés nouvelles, qui lui donnent la faculté d'aller exciter le cœur, de mettre par là en jeu la circulation qui le transporte à toutes nos parties pour leur servir d'aliment et d'excitant. Les hommes qui meurent asphyxiés soit par la vapeur du charbon, soit par submersion, périssent par le manque de ce principe de l'air, indispensable à la vie.

Puisque nous puisons à chaque instant dans l'air, on concevra facilement que plus un espace est circonscrit, plus il contient d'êtres animés ; plus leur séjour y est long, plus l'air qu'il contient devient impropre à la respiration. Voilà ce qui rend malsains les lieux étroits, où l'air ne peut se renouveler qu'avec peine, et ceux où se trouvent réunis un grand nombre d'individus.

### *Action de la compressibilité, de l'élasticité et de la pesanteur de l'Air.*

Par un effet vraisemblable de l'habitude, nous sommes insensibles à l'influence variable de la compressibilité et de l'élasticité de l'air ;

quant à sa pesanteur, que dans des termes moyens nous ne sentons pas plus que les propriétés précédentes, elle devient fort sensible dans ses termes extrêmes. Un air dense procure une respiration plus facile, plus abondante en principes réparateurs; tous nos tissus, fortement comprimés par cette pression, ont d'autant moins à combattre l'élasticité des fluides qu'ils renferment. Un air dense, à raison de cette double propriété, est un agent salutaire, qui, réuni à un froid sec, nous procure ce bien être particulier que nous éprouvons par cette température, où l'air est alors le plus dense que possible. Les qualités inverses de l'air agissent sur nous d'une manière débilitante et incommode. La respiration, de lente et riche qu'elle était dans le premier cas, s'appauvrit en principe réparateur et se précipite pour compenser sa rareté; l'élasticité des fluides n'étant plus aussi comprimée, tend à pousser les humeurs hors des vaisseaux qui les contiennent : c'est ainsi que les aéronautes et les voyageurs qui se sont élevés à de grandes hauteurs, ont été atteints d'hémorragies par le poumon; sous l'influence d'un air aussi léger que celui de ces régions, on éprouve un malaise général, une fatigue extrême; des nausées, des défaillances, en sont les symptômes les plus communs. C'est cet effet, en petit, que nous éprouvons nous-mêmes , lorsque l'atmosphère étant saturée d'une quantité trop considérable de vapeur d'eau ou de calorique, la densité de l'air diminue; nous nous sentons atteints pour lors d'un malaise fort incommode qui nous jette dans l'abattement, et que nous rapportons à la pesanteur de l'air, nous méprenant sur la cause de cette sensation pénible , qu'il ne faut attribuer qu'à la légèreté de l'air.

### Action de l'Air chaud.

Le calorique est un agent éminemment excitant : la peau , où il porte son action première, est prise d'une vive stimulation. Toutes les propriétés de la vie sont exaltées sur ce tissu; la sensibilité y est plus vive. Le sang y arrive en plus grande abondance, et la transpiration vaporeuse ne suffisant plus à cette vive stimulation, le liquide secrété s'accumule à l'état d'eau sur notre peau, et il en résulte des sueurs plus ou moins abondantes. Les urines sont rares et épaisses; le cœur bat d'un mouvement plus rapide , et va porter partout une excitation et une énergie nouvelles. La sensibilité générale est augmentée, la soif devient un be-

soin très-impérieux et très-fréquent, à raison
des pertes aqueuses considérables que fait incessamment le sang. L'estomac, à son tour, partage vivement la stimulation de la peau, par
une sympathie constante entre ces deux organes;
le cerveau, vivement excité, ainsi que tout
l'appareil nerveux, en reçoit des sensations
nombreuses et rapides. Le cerveau les transforme en idées également nombreuses et rapides; toutes les facultés de l'esprit sont activées,
et plus spécialement celle de l'imagination. Mais
à ces premiers effets succèdent les suivans : la
sensibilité, épuisée par cette dépense exagérée
qu'en ont fait tous les organes, les abandonne
à un état de langueur et d'abattement. L'homme
a perdu ses forces musculaires, il ne peut plus
en retirer de contractions énergiques; son estomac a perdu son appétit, les digestions languissent, et ne sont plus réparatrices : l'intelligence de l'homme obéit aussi à cette influence
d'inertie; il devient indolent, apathique : la satisfaction de la soif, et le désir de l'inaction, et
physique et morale, sont à peu près tous ses
vœux. Aussi de tout temps les hommes soumis à
cette influence durable d'un air ardent, ont-ils
été la proie du despotisme, qui n'a éprouvé

que de faibles résistances de la part d'hommes ennemis de l'activité, des peines et des sacrifices nombreux qu'exige la défense de la liberté.

Cette température, en interdisant les efforts musculaires, livre l'homme au repos et à la contemplation; aussi l'imagination est-elle une faculté dominante chez tous les peuples méridionaux. Ses écarts y ont engendré grand nombre d'opinions absurdes, en tout genre, qui ont successivement parcouru le monde.

Cette température favorise la putréfaction des substances animales et végétales privées de vie. Voilà pourquoi les pays chauds sont le théâtre si fréquent de ces maladies épidémiques et contagieuses, qui les désolent.

Les gastro-entérites sporadiques seront aussi des affections très-communes dans ces pays, où l'excitation continue de la peau réagissant incessamment sur l'estomac, le tient dans un état de stimulation presque continuelle.

Cette température est fatale aux hommes nerveux, chez lesquels une excitation plus facile à développer, rend plus prompt, plus précoce l'épuisement de leur sensibilité. L'état de prostration où elle les jette, leur est d'autant plus pénible, qu'il contraste d'autant plus avec ce sentiment vif et supérieur qu'ils avaient de l'existence : leur système nerveux très-offensible sera plus susceptible d'altération sous cette influence que sous toute autre. Aussi est-ce bien dans les pays chauds que les affections de ce système sont le plus communes.

Les sujets lymphatiques se trouveront bien d'une pareille température ; l'excitation établie sur leur peau sera une utile dérivation à celle qui existe dans leur vaisseaux blancs.

Cette température est peu favorable aux vieillards qui n'ont plus assez de forces pour soutenir ces alternatives de grande excitation, et de profond abattement. Cette réflexion s'applique à tous les individus faibles.

Cette température ne convient aucunement aux hommes adonnés à des professions pénibles, qui exigent de grands mouvemens musculaires, qui sont eux-mêmes une occasion nouvelle de chaleur.

*Action de l'Air chaud combiné avec la lumière.*

L'air chaud combiné avec la lumière, indépendamment des influences de l'air chaud, qui lui sont toutes communes, en a de spéciales.

C'est la lumière qui colore tous les corps de la nature, et c'est suivant ses variétés d'intensité, que les végétaux et les animaux sont colorés dans des nuanes et des variétés si infinies. C'est elle qui colore en noir l'habitant de la brûlante Afrique, et en blanc, l'habitant des régions opposées : loin de son influence, l'homme, comme la plante, s'étiole et languit. Lorsque son action s'exerce avec force sur des corps peu habitués à la supporter, elle détermine des érysipèles ; si elle porte sur la tête découverte, elle peut occasionner des frénésies. La lumière qui agit avec trop de vivacité sur l'œil , soit directement, soit par réflexion, peut le priver de la vue.

## Action de l'Air froid sec.

Le froid, comme nous l'avons dit, résulte de l'absence d'une quantité plus ou moins considérable de calorique. Nous allons examiner les effets relatifs d'un froid modéré et d'un froid rigoureux.

Par un froid modéré, l'air ayant acquis plus de densité, la respiration est plus riche. Le froid contracte nos parties, et le volume de nos corps en est diminué ; l'évaporation cutanée est moindre, celle du poumon, et la secrétion urinaire augmentent; la peau stimulée se colore, non pas sous l'influence directe du froid, qui est un vrai sédatif, mais bien sous celle de la réaction, que vient opposer la vie à son action débilitante : les muscles, l'estomac, le cœur, le cerveau, participent à cette stimulation; l'homme se sent dispos, alerte, vif, entraîné au mouvement. L'appétit est plus prononcé; les digestions s'exécutent plus facilement. Ce sentiment de bien être, qui résulte d'une excitation modérée de tous nos organes, plait à tous les tempéramens, à tous les sexes, à tous les âges. Cette température est très-saine, et lorsqu'elle se continue dans l'hiver, elle assure sa salubrité.

La densité de l'air, augmentée par un froid plus considérable, rend la respiration plus abondante en principe réparateur : une excitation très-vive existe à la peau; un sentiment de douleur plus ou moins aigu s'y manifeste. Il y a une vive rougeur, beaucoup de chaleur s'y dégage, mais nous n'y sommes pas sensibles, parce qu'elle est incessamment soutirée par l'air très-froid, qui tend à se mettre en équilibre avec notre température. La vie redouble d'efforts pour résister à cet

ennemi dangereux, le cœur bat d'un mouvement plus rapide, la respiration est précipitée,
et l'homme se sent instinctivement excité au
mouvement pour seconder cette résistance à la
destruction. Mais si l'on suppose un froid excessif, dont l'action ne soit plus en équilibre
avec la réaction de la vie, alors l'homme est
pris d'une contraction générale de toute sa
peau; elle devient le siége d'une douleur atroce.
Il éprouve un tremblement convulsif général :
ses membres sont saisis de rigidité; la volonté
ne peut plus rien sur des muscles endurcis et
rigides ; la circulation s'arrête à la périphérie
du corps, la peau se violace, les pieds, les
mains deviennent insensibles; cette insensibilité est partagée par les parties saillantes et peu
mobiles du corps, comme le nez et les oreilles;
elle s'étend ensuite de la circonférence au
centre; à cet état d'angoisses et de souffrances
cruelles, succède un sommeil doux, auquel
l'homme s'abandonne d'autant plus facilement,
qu'il remplace un état de souffrance cruelle; la
respiration devient insensible, l'haleine est presque nulle, le pouls ne marque plus de pulsation,
et le froid finit par anéantir les derniers restes de
la sensibilité, réfugiés dans les organes les plus
internes.

Quand on est à portée d'assister des malheureux, qui ont été ainsi agonisés par le froid, on doit avoir pour précepte de ne les faire arriver à une température chaude, que par une série considérable de températures intermédiaires et graduées.

Le froid rigoureux paraît peu favorable au développement et au perfectionnement de la nature humaine. Les régions que régit cette température sévère, ne présentent que des hommes petits, chétifs et difformes : ils ont peu d'aptitude aux travaux de l'esprit ; tout dans leur organisation, comme dans le sol qu'ils habitent, annonce un des termes extrêmes de la nature.

### De l'Action de l'Humidité sur l'économie animale.

L'humidité de l'air peut être divisée en humidité chaude et humidité froide.

L'air humide chaud est émollient ; il agit comme tempérant sur la peau, dont il abaisse la sensibilité. Son action calmante se propage, par sympathie, au cœur et au cerveau ; la circulation est moins accélérée, la pensée perd de son énergie, pour revêtir les formes de la douceur et de la modération. Tous les besoins, tous les actes de l'organisation en sont modifiés, et ramenés à un rhythme plus modéré. Cette température convient aux hommes nerveux, dont elle amortit la sensibilité trop vive, aux personnes qui ont la poitrine irritable, ainsi qu'à celles qui languissent sous l'influence d'affections chroniques : elle donne du calme aux douleurs nerveuses, elle améliore les maladies aiguës, favorise les convalescences, et son action temporaire convient à toutes les constitutions, à tous les âges, et à tous les sexes ; mais lorsqu'elle est continuelle, comme dans certains climats, elle débilite profondément toute l'économie animale, et en activant la décomposition des substances animales et végétales, elle est une source de maladies épidémiques et contagieuses.

### *Action de l'Air froid humide.*

L'air froid humide est éminemment insalubre, indépendamment de la sensation incommode de froid qu'il nous donne, et que nous éprouvons plus vivement que celle que produit un air froid sec du même degré, à raison de la grande faculté conductrice du calorique par l'eau que l'air humide contient. Cet air agit comme débilitant et sédatif ; il supprime la transpiration cutanée ; et la transpiration pulmo-

naire, la secrétion urinaire et autres augmentent d'autant : sous l'influence de cette température, la plus vicieuse de toutes, s'organisent
une foule de maladies. C'est elle qui engendre
les catharres pulmonaires, les rhumatismes, les
scrophules, etc. Cette température est défavo-
rable à toutes les constitutions. Là où elle règne
constamment, la population, phlegmatique,
cacochime, chétive, maladive et défigurée,
n'atteste que trop sa pernicieuse influence.

### *Effets des vicissitudes de l'Air.*

Nous ne sommes pas seulement sensibles aux
diverses températures dont nous venons de faire
l'histoire, nous le sommes aussi à leurs vicissitudes. Cet effet est d'autant plus senti, que la
transition se fait entre températures plus opposées, et ces alternatives de température ne modifient pas seulement nos sensations, elles
peuvent aussi altérer notre santé; la seule
remarquable sous ce dernier rapport, et qui
sera la seule dont nous nous entretiendrons par
cette raison, est celle du chaud et du froid.

Lorsque nous passons brusquement d'une
température chaude à une température froide,
nous sommes aussitôt saisis de froid; la transpi-

ration cutanée se supprime, et une irritation plus ou moins vive va s'établir sur le poumon ou la muqueuse de l'estomac, d'où peut résulter une pleurésie, un catharre pulmonaire, ou une gastro-entérite. Le cas est tout-à-fait semblable pour les causes, les phénomènes, et les résultats, à celui où ayant chaud nous introduisons dans l'estomac une boisson froide.

### *Effets de l'état électrique de l'Atmosphère.*

L'électricité occupe une place trop grande dans les phénomènes de la nature pour que l'homme y reste insensible.

Si dans un orage il se trouve sur le passage de ce fluide, au moment où l'équilibre se rétablit violemment avec éclairs et détonation, il en éprouve une commotion plus ou moins grave avec brûlure; la mort s'ensuit dans le plus grand nombre des cas. C'est une grande imprudence dans des temps d'orage, d'aller s'abriter sous des arbres, ou autres corps élevés et élancés : la propriété qu'ont les pointes d'attirer l'électricité, en font des lieux dangereux.

L'agitation qu'éprouvent quelques personnes nerveuses, et l'effroi général des animaux dans les temps qui vont précéder un orage, indiquent assez que le fluide électrique exerce une action marquée sur l'économie animale. Cette action n'a pas encore été étudiée d'une manière spéciale.

## Des Vents.

Les vents sont un grand moyen de conservation de la salubrité de l'air; en le renouvelant sans cesse par leurs courans rapides, ils disséminent les émanations malfaisantes qui y sont suspendues; en balayant les vapeurs qui rampent à la surface de la terre et de la mer, ils favorisent la salubrité du sol que nous habitons, et distribuent à toutes les parties du globe, l'eau qui en assure la fécondité.

Les vents peuvent se diviser en périodiques ou réguliers, et en irréguliers ou accidentels. Les vents périodiques sont particuliers à certaines régions, à certaines saisons ; ils sont dépendans de la configuration des lieux, de l'élévation ou de l'abaissement des terres, et des influences solaires. Les vents irréguliers ou accidentels tiennent à des changemens brusques survenus dans l'état de l'air.

Les vents sont produits par les variations de la quantité du calorique de l'air, par l'évaporation et la condensation de l'eau.

## Action des Vents.

Les vents exercent sur nous une impression relative à leur température ; ainsi ils sont froids, chauds, ou humides. Leur action, sous ce rapport, est analogue à celle des températures froide, chaude et humide dont nous avons précédemment étudié l'effet. Les vents doivent ces qualités à la température de l'air et des surfaces qu'ils ont traversées avant d'arriver à nous ; ainsi, ceux qui ont à parcourir de grandes masses d'eau, se chargeront d'humidité ; ceux qui nous viennent dans la direction des régions du nord, seront froids, et ceux qui se sont formés dans le midi, seront chauds. Ils agissent de plus sur nous en exerçant une véritable percussion, qui, lorsqu'elle est produite par un vent d'une température salubre, ne peut que nous être très-favorable par les modifications de force et de résistance qu'elle imprime à la sensibilité de la peau.

## Climats.

Si je n'étais resserré dans le cadre étroit que je me suis imposé en commençant cet ouvrage, j'entrerais dans les nombreuses considérations hygiéniques et philosophiques qu'entraîne de droit la considération des climats. Arrêté par la nécessité, j'ai tâché d'y suppléer par l'exposition des modifications les plus impor-tantes qu'ils exercent, dans l'examen des diverses températures de l'air, dont les degrés variés sont représentatifs des climats divers habités par l'homme : je renvoie le lecteur à cet article.

### Des Saisons.

Les saisons sont des conséquences sensibles de la variation des relations de la terre et du soleil. Elles forment dans chaque climat une série de températures plus ou moins nombreuses, plus ou moins tranchées; leur action sur la nature est immense : une grande partie de ses phénomènes en dépendent; l'homme en est es-sentiellement modifié.

Dans nos climats tempérés, on divise l'année en quatre saisons, le printemps, l'été, l'automne et l'hiver; très-caractérisées dans leurs tempé-ratures respectives, elles nous figurent dans leur succession, les divers climats de la terre, dont chacune d'elles est pour ainsi dire le représen-tatif.

### Du Printemps.

La nature était plongée dans l'inertie et l'assoupissement ; les rayons solaires , fortement obliqués, l'éclairaient et la réchauffaient à peine; le triste empire des frimas régnait sur les terres, et les glaces et les neiges amoncelées couvraient leur surface. La lumière printanière a brillé dans les airs, la chaleur génératrice du printemps a partout donné l'ébranlement et l'éveil à la nature engourdie ; sous leur influence stimulante, tout s'émeut, reprend le mouvement et la vie dans la nature : de nombreux animaux sont rendus à l'activité qu'ils avaient perdue, des essaims nombreux d'êtres nouveaux arrivent à la lumière qui les colore des plus vives couleurs; la nature végétale, brillante de ses fleurs, de son feuillage et de ses variétés infinies , nous offre partout des tableaux magiques et enchanteurs. Un besoin impérieux , plein de charme et d'entraînement, agite toute la nature ; puissamment modifiés dans leur sensibilité rajeunie par ce besoin, tous les êtres animés aspirent les uns vers les autres ; ils se désirent , se recherchent , s'attirent et s'accouplent; et au milieu de ces scènes de volupté et de bonheur, la nature accomplit ses fins, elle a pourvu au renouvellement des individus.

Moins sensible aux modifications du printemps que les animaux, à raison des pratiques artificielles qu'il s'est imposées, l'homme n'échappe cependant pas à son empire. Son influence est vivement sentie par la plupart des hommes : il en est peu qui y restent insensibles.

La lumière et la chaleur répandues largement dans la nature, sont pour lui l'occasion d'une excitation universelle. Son esprit n'est pas seul sensible à cette régénération de la nature; seul il n'est pas à jouir de cette nature nouvelle, pleine d'images douces et riantes, rendues plus aimables, plus sensibles pour lui par le sentiment voluptueux de l'amour avec lequel elles se confondent dans son imagination; tous ses organes pétillent de vie et d'énergie, et ce moment est pour lui comme pour toute la nature animée celui d'une régénération.

Cette exaltation générale des forces de l'homme, où prédominent l'action du système nerveux et de l'appareil reproducteur, exige de grands ménagemens; elle doit être modifiée, suivant les tempéramens et les âges. Les tempéramens excitables, comme le nerveux et le sanguin, devront en modérer l'énergie, par l'usage presqu'exclusif de la nourriture végétale. C'est sur-tout pour les hommes névro-pathiques que ce régime débilitant sera indispensable. L'usage des viandes et autres excitans est à cette époque l'occasion de gastro-entérites nombreuses. Plusieurs peuples ont senti cette nécessité de la nourriture végétale dans cette saison : c'est dans cette considération, qu'ils ont recommandé l'abstinence de la viande. Cette abstinence a aussi l'avantage de favoriser la reproduction des animaux qui s'accouplent à cette époque.

Cette saison est celle de l'amour. En aucun autre temps, il n'a autant de charmes et de si heureuses conséquences. Cette passion est alors un vrai besoin, auquel on ne résiste pas sans de graves inconvéniens, sur-tout quand il est prononcé dans ses désirs et ses élans.

L'excitation générale que nous éprouvons alors, est manifestée par des hémorragies, la plupart nasales. Cette excitation devient funeste aux personnes languissant sous l'influence de maladies chroniques avancées. Aussi voit-on, à cette époque, beaucoup de phthysiques succomber.

La température du printemps se compose d'un air sec chaud et lumineux, à un terme moyen, et d'une humidité chaude. C'est sous ces influences que s'accomplissent les nombreux et admirables phénomènes de cette saison.

## *Eté.*

Aux douces chaleurs du printemps, à ses influences modérées, succèdent les ardentes températures de l'été. Le soleil darde la terre dans une direction verticale : la lumière et la chaleur, profusément diffuses dans l'air, vont partout agrandir, exagérer les riantes images et les scènes aimables du printemps. Les germes que celui-ci avait fécondés sont développés par cette température ardente qui les imprégne de parfums, les enrichit des plus vives couleurs, et leur distribue des sucs savoureux et nourriciers. Partout la nature élabore des produits végétaux et animaux : elle est alors dans sa toute puissance; et, si le printemps peut-être considéré comme son enfance, l'été peut aussi être regardé comme l'époque de sa virilité. La température de cette saison est le sec chaud : c'est la saison des orages et de l'agitation électrique.

## *Automne.*

Les relations du soleil et de la terre sont changées : celui-ci commence à obliquer ses rayons : la chaleur et la lumière diminuent. Des alternatives fréquentes de températures chaudes, pluvieuses et froides composent cette saison, sous l'influence de laquelle la nature mûrit ses dernières productions. Au sortir des chaleurs brûlantes de l'été, ces modifications survenues dans la température de l'air, ne sont point sans charme, et même sans profit pour la santé. Quelques beaux jours viennent encore rappeler les aimables scènes du printemps, et nous y sommes d'autant plus sensibles, que nous avons le pressentiment de leur éloignement prochain.

La fréquente alternative du chaud, du froid, de l'humidité, la fraîcheur des nuits, les brouillards, et l'abondance des fruits aqueux, dont on abuse, rendent cette saison féconde en maladies.

### Hiver.

L'obliquité croissante des rayons du soleil soutire à la terre cette lumière et cette chaleur qui coloraient et vivifiaient la nature. Loin de ces deux puissans modificateurs, la nature, frappée d'inertie et d'atonie, languit et dépérit. Les feuilles tombent, la verdure disparaît, les animaux silencieux se retirent sous terre ou cherchent des abris à sa surface. Aux images brillantes qui décoraient la nature dans les temps précédens, succèdent des scènes de tristesse et de deuil. Les brouillards se sont emparés de l'atmosphère, et s'interposent entre le soleil et nous ; des vents aigus nous apportent le froid ou l'humidité. Au milieu de ces corps nombreux refroidis et engourdis par l'absence de la lumière et de la chaleur, l'homme triste et silencieux lutte péniblement pour maintenir sa propre température.

Les brusques alternatives de la température, le froid et l'humidité de cette saison, en font l'occasion de maladies nombreuses, sur-tout de celles de poitrine et des articulations.

### Des altérations de l'Air.

Comme nous l'avons précédemment vu, les animaux puisent dans l'air de l'oxigène, et en échange, lui donnent de l'acide carbonique. De là résulte une altération dans l'air, qui nous serait funeste, si elle n'était réparée incessamment par les végétaux, qui décomposent cet acide carbonique, s'emparent du carbone, et restituent à l'air l'oxigène qu'il avait perdu.

L'air est encore altéré par les parties odorantes des fleurs et les émanations odorantes des animaux ; si ces émanations ont lieu dans un espace libre, elles ne sont pas nuisibles, par le bienfait de l'air, qui les divise ou les transporte au loin ; en suspension dans un air circonscrit, comme celui d'un appartement, elles peuvent être fort dangereuses.

Il existe enfin des émanations inappréciables à tous nos moyens d'investigation : elles résultent de la décomposition des corps végétaux et animaux : ce sont elles qui produisent les épidémies et les contagions.

### Des moyens de modifier avantageusement l'atmosphère pour la santé.

L'homme possède des moyens nombreux et variés de modifier l'atmosphère, que nous allons successivement examiner.

*Des lieux*. Tous les lieux de la terre ne présentent pas à l'homme un séjour également agréable, commode et sain. En considérant les grandes divisions terrestres, nous voyons que les zones tempérées, intermédiaires aux zones brûlantes de l'équateur, et aux zones glaciales des pôles, sont les plus heureusement disposées pour son séjour; aussi est-ce dans ces climats heureux, parmi lesquels la France occupe le premier rang, que les hommes arrivent à leur plus grand développement et moral et physique : c'est dans ces climats fortunés qu'ont germé les premiers principes de civilisation. Le monde leur doit les arts, les sciences, et les premiers essais de la liberté politique.

Dans ces mêmes climats tempérés, il y a distinction à faire entre les diverses localités. On peut les diviser en pays montueux, plaines et vallons.

*Montagnes.* Les montagnes, où règne presque toujours un air sec et vif, où la température est plus souvent voisine du froid que du chaud ; ces lieux, battus continuellement par des vents impétueux, en butte à leurs brusques variations, et où un sol ingrat recommande le travail et la tempérance, produiront des hommes sobres et vigoureux. Cette localité est la plus propre à développer la force, l'énergie, et beaucoup d'excellentes qualités morales.

Les hommes vigoureux et sains se plairont dans leur séjour; il pourra également convenir aux sujets lymphatiques, qui ont besoin de l'action d'un air vif et tonique : ces lieux seront funestes aux sujets atteints de maladies chroniques, sur-tout de celles de poitrine. L'air sec et froid des montagnes hâtera la destruction de leurs poumons.

*Plaines.* Les plaines ont un air plus dense, plus doux, plus chargé d'eau : on y voit tour-à-tour s'y succéder dans un ordre régulier toutes les températures ; elles sont arrosées par des masses considérables d'eau, qui leur fournissent une végétation abondante. Quand ces eaux sont courantes, leur voisinage ne peut être que favorable, en modifiant la trop grande sécheresse de l'air ; quand elles sont stagnantes, la décomposition des substances végétales et animales, qu'elles favorisent, rend leur voisinage fort dangereux.

L'air épais et dense des plaines conviendra aux sujets phthysiques, et généralement à tous les hommes languissant sous l'influence de maladies chroniques.

*Vallons.* Les vallons, abrités par les montagnes et où les vents n'ont que peu d'accès, donneront une température plus douce, plus uniforme, que celle des localités précédentes ; mais aussi, l'air y sera presque toujours humide ; il y sera moins pur, à raison du peu de facilité de son renouvellement. Les vallons offrent des images douces et variées, qui en font une des localités les plus agréables et les plus pittoresques : c'est leur présence qui a inspiré les chantres harmonieux de la vie pastorale ; c'est cette nature riante, aimable et calme, qu'ils se sont spécialement appliqués à peindre.

Cet air, tiède et égal, conviendra aux phthisiques, aux sujets nerveux, aux vieillards, aux individus faibles et languissans.

### HABITATIONS ET VÊTEMENS.

*Habitations.* Les conditions nécessaires aux bonnes habitations, sont les suivantes :

Elles doivent être bâties au-dessus du sol, pour être exemptes d'humidité et d'eau. Les habitations construites au-dessous, et celles qui sont tout-à-fait souterraines, réunissent aux inconvéniens de l'humidité et de l'eau, ceux qui résultent du non renouvellement de l'air, et de l'absence de la lumière.

Elles doivent s'élever sur un terrain sec, abrité contre les vents impétueux et les ouragans ; leur façade principale doit être tournée

9

vers l'orient, pour recevoir les premiers rayons du soleil ; les principales ouvertures doivent être dans la direction de l'est, du sud et du nord, pour recevoir d'une part de la chaleur, et de l'autre les vents frais du nord, qui renouvellent et rafraîchissent l'air.

Les ouvertures doivent être le plus multipliées que possible, afin de donner un plus libre accès à l'air et à la lumière.

Les appartemens doivent avoir beaucoup de grandeur en toute proportion, pour fournir un plus grand volume d'air ; à la vérité, ces appartemens sont plus difficiles à chauffer en hiver, mais cet inconvénient est moindre que celui qui résulte de l'étroitesse des pièces.

L'air doit être renouvelé plusieurs fois le jour dans les pièces habitées.

Les habitations de pierre s'imprégnent moins des émanations animales que les constructions de bois ; et parmi ces dernières, celles qui sont enduites d'un vernis, s'en imprégnent moins que celles qui ne le sont pas.

Le lieu destiné pour le sommeil doit avoir une très-grande capacité. L'on doit supprimer ces pièces étroites et encaissées, connues sous le nom d'alcove, où l'on a l'habitude de claquemurer des lits : la petite quantité d'air qu'elles renferment est promptement épuisée par la respiration ; les rideaux qui les ferment s'opposent à son renouvellement, et retiennent les émanations qui se dégagent de nos corps, émanations dont l'action ne peut que nous être nuisible.

Les lieux d'aisance doivent être disposés de manière à ne pas porter dans l'habitation leur odeur infecte et leurs exhalaisons meurtrières.

Une habitation n'est jamais plus saine, que lorsqu'elle est seule et isolée. L'entassement des maisons dans les villes nuit beaucoup à leur salubrité : c'est à l'autorité chargée de la salubrité des villes à faire élargir ces rues étroites où la privation de l'air et de la lumière, et une humidité funeste, font sentir leur déplorable influence : ces rues, comme on le sait, sont peuplées de scrophuleux, de rachitiques et d'autres misères humaines : c'est à elle à faire exécuter les percées indispensables pour assainir des quartiers malsains, à maintenir la propreté des rues et la libre circulation des égouts. Ces considérations sont de la plus haute importance, et mériteraient de passer avant celles de luxe et d'embellissement, auxquelles elles ne sont que trop souvent sacrifiées.

## *Vêtemens.*

Les vêtemens sont des matières travaillées et réduites en tissus par l'art, que nous appliquons sur notre peau, pour la garantir des impressions de l'air.

Nos vêtemens sont faits de matières animales ou végétales : ces matières sont la laine, la soie, le coton, le chanvre et le lin.

Nous allons examiner les propriétés physiques de chacun de ces tissus, puis nous nous occuperons de l'influence de leurs formes sur nous.

Les tissus de laine et de soie, à raison de la quantité considérable d'air qu'ils retiennent dans leurs mailles laxes, sont mauvais conducteurs du calorique, par conséquent l'accumulent facilement sur la peau. Les tissus végétaux au contraire, dont la maille est serrée, à raison de la petite quantité d'air qu'elle renferme, sont bons conducteurs du calorique, et le laissent échapper aisément ; voilà pourquoi leur application sur la peau donne un sentiment de fraîcheur ; parmi ceux-ci le coton est le plus mauvais conducteur : il est intermédiaire pour cette propriété aux tissus animaux et végétaux. La propriété chaude ou froide des vêtemens est encore relative à leur épaisseur : c'est ainsi que la soie, à raison de la légèreté de son tissu, est plutôt comptée parmi les vêtemens froids que les vêtemens chauds.

Mais ces divers tissus ne sont pas seulement destinés à conserver ou à dissiper notre chaleur, ils ont encore à donner passage à la transpiration qui s'élève sans interruption de tous les points de notre corps.

Or, les tissus animaux s'en imbibent lentement, et la conservent très-long-temps, à l'inverse des tissus végétaux, qui se laissent promptement pénétrer par elle, et qui la laissent échapper avec la même facilité. Cette évaporation rapide produit un sentiment de froid marqué sur la peau, et tous les inconvéniens attachés au froid éprouvé pendant que nous avons chaud. Le coton, dans cette nouvelle propriété, est encore intermédiaire aux substances animales et végétales.

Les vêtemens imperméables à la transpiration cutanée, comme les vêtemens de peau, doivent être considérés comme impropres à la santé, par la retention de l'humidité qu'ils occasionnent sur la peau.

Les tissus animaux s'imprègnent beaucoup plus facilement des émanations qui se dégagent incessamment de nos corps, que les substances végétales.

Les couleurs de nos vêtemens doivent encore être prises en considération : les couleurs noires et les nuances approchantes absorbent beaucoup plus de calorique que les couleurs blanches et les nuances subséquentes.

De cette connaissance des propriétés physiques des tissus, résulte celle des vêtemens convenables à chaque saison : ainsi, les vêtemens de laine seront destinés à la saison froide ; ceux de soie, de coton, de lin et de chanvre, seront préférés en été. Les couleurs blanches seront celles des saisons chaudes, et les couleurs noires celles de l'hiver.

### *Forme des Vêtemens.*

Si les hommes, dans le choix des formes de leurs vêtemens, ne devaient avoir égard qu'à la liberté de leur corps, partout les vêtemens seraient amples et larges. Des vêtemens larges rendent la circulation plus facile, les mouvemens plus aisés ; la respiration se fait sans gêne, et les organes nombreux de l'abdomen accomplissent en toute aise leurs fonctions importantes ; mais les climats apportent de grandes différences à cet égard. Si l'habitant des pays chauds se complait dans l'ampleur de ses vêtemens, où l'air, en circulant en toute liberté, vient rafraîchir sa peau ; à son tour, l'habitant du nord s'oppose à l'introduction de l'air glacial de son climat, en rétrécissant ses vêtemens : il les applique étroitement sur sa peau, et en tient les extrémités fermées.

Ces considérations déterminent facilement la forme des habillemens d'été et d'hiver.

Pourquoi dans notre climat modéré, sans égard à la douceur de notre température, à nos commodités, à notre bien-être, avons-nous aveuglément adopté les vêtemens étroits et gênans des peuples du nord, construits pour la région des frimas et des glaces, et tout-à-fait inconvenans sous le ciel clément de la France. Pour nous, peuple éclairé, l'ordre et la beauté devraient-ils être autre que la convenance des choses !

Les médecins hygiénistes ne peuvent que s'élever avec force contre ces corsets meurtriers que portent généralement dans les villes les femmes. Leur action comprimante flétrit et dessèche les mamelles, arrête la circulation, étouffe la respiration, en empêchant la dilatation du poumon, qui est exposé par là à des altérations graves. Des phthisies nombreuses, des anévrismes du cœur et des apoplexies sont les conséquences fréquentes de cette pratique dangereuse ; quand ils s'étendent jusqu'à l'abdomen, ils rendent plus difficile la circulation, la respiration, et troublent la digestion.

Dans les vêtemens des hommes, on peut assimiler à ces corsets, ces cravates étroites et roides, que les hommes des villes se mettent en presse autour du col ; leur inconvénient n'est pas seulement de couvrir une partie dont l'exposition est nécessaire à la beauté du visage et au jeu de la physionomie, ils ont la bien plus grave conséquence, en arrêtant la circulation de la tête, de nous exposer à l'apoplexie : on a vu quelquefois cette maladie déterminée par cette cause. Les ligatures que nous apportons au col au moyen de chemises trop étroites, ont les mêmes inconvéniens ; celles que nous plaçons au tour de la jambe, au-dessous de la rotule, ont l'inconvénient, en gênant la circulation de la jambe, d'y produire des varices.

Une partie encore fort vicieuse de nos vêtemens, est le chapeau de feutre ; mauvais conducteur du calorique, impénétrable à la transpiration de la tête, en accumulant l'un et l'autre sur cette partie, il y détermine un sentiment de chaleur fort incommode, de l'humidité et tous ses inconvéniens ; et si alors nous passons de cette température chaude à une température froide, ce qui nous arrive à tout instant, par un usage de politesse reçu, nous sommes exposés par cette transition brusque, à des rhumes , à des ophtalmies, etc. Un tissu qui conduirait la chaleur et la transpiration , vaudrait infiniment mieux.

On ne peut que blâmer beaucoup cette étroitesse exagérée de nos chaussures, qui produit des altérations douloureuses de la peau, connues sous le nom de cors, qui, à la longue, nous les défigurent. Les talons élevés que nous avons fait ajouter à nos chaussures, ont l'inconvénient de porter tout le poids du corps sur la pointe des pieds, et de gêner extraordinairement les mouvemens de l'articulation principale du pied.

### Choix des Vêtemens.

Les hommes qui ont la poitrine irritable ou malade, retireront de grands avantages de l'application immédiate des tissus de laine sur la peau, ainsi que tous les sujets atteints de rhumatismes, et de névralgies chroniques. Outre les propriétés de chaleur et de conductibilité modérée de la transpiration que nous leur avons reconnues, ils ont une action irritative, qui agira sur la peau, dérivativement. Comme ils s'imprègnent facilement des émanations animales, ils devront être fréquemment renouvelés. Ces mêmes individus devront renoncer à l'usage des tissus végétaux, dont nous avons signalé précédemment les inconvéniens Ils pourront faire exception pour le coton.

Quant aux hommes sains et vigoureux, ils préféreront en hiver les tissus de laine, et en été les tissus végétaux.

Un grand moyen de santé, serait de n'ajouter qu'un très-petit supplément à nos vêtemens d'été, pour les transformer en vêtemens d'hiver. Mais combien peu d'individus sont susceptibles d'une pareille résignation.

L'âge, le sexe, les professions, nos habitudes et les tempéramens apportent de très-grandes différences dans le choix des vêtemens. Les enfans, les femmes, et les vieillards, plus débiles que les hommes adultes, devront plus qu'eux rechercher des vêtemens chauds. On sent aussi très-bien, que les hommes qui, par la nature de leurs travaux, développent beaucoup de chaleur, où se trouvent exposés à une grande chaleur artificielle, devront être vêtus plus légèrement que ceux qui vivent sédentairement ; et que l'habitude qui modifie si puissamment notre sensibilité, sera encore une cause de ces différences. Quant aux tempéramens, les sujets nerveux et lymphatiques, les uns très-sensibles, les autres faibles, devront aussi avoir plus de ménagemens, sous ce rapport, que les sujets vigoureux.

## *Végétation.*

Les végétaux ne sont pas seulement un des plus beaux ornemens de la nature, ils ont encore, comme nous l'avons vu précédemment, la précieuse faculté de soutirer à l'air un gaz qui n'est plus propre à notre respiration, pour lui en restituer un autre que nous consommons à chaque instant par le poumon : de plus, comme êtres animés, ils ont une température supérieure à la matière inorganique, qui a été évaluée à 9 ou 10°. R. Par cette triple considération, les grands végétaux doivent être placés dans le voisinage des habitations, auxquels ils seront utiles, tout en contribuant à leur agrément. On peut aussi les disposer de façon à abriter l'habitation contre un vent incommode ou malfaisant ; ils devront également être distribués le long des marais et des étangs, où ils pourront modifier les miasmes qui s'en exhalent, et faire obstacle à leur transport en d'autres lieux.

Quand les végétaux se trouvent serrés les uns contre les autres, de façon à former une forêt épaisse, l'air et l'humidité retenus dans leur compact assemblage, en font des lieux malsains ; on peut y remédier, en faisant des percées dans des directions convenables, pour donner à l'air et à l'humidité du mouvement et une libre sortie.

### Administration des Feux.

Les feux nous donnent les moyens d'agir puissamment sur une petite quantité d'air circonscrit, comme celui d'une chambre.

Les combustibles dont on se sert, sont le bois, le charbon de bois ou le charbon de terre. Quand la combustion du bois et du charbon de bois se fait dans un tuyau communiquant avec l'air extérieur, ouverture par laquelle ces deux combustibles transmettent au-dehors, le premier, la fumée, principe très-irritant pour les yeux et la peau, et l'un et l'autre l'acide carbonique (vapeur de charbon), principe impropre à la respiration, et qui peut la faire cesser quand il se trouve en trop grande quantité dans une masse d'air, leur combustion n'a aucun inconvénient. Il n'en est pas de même du charbon de terre qui, à raison de l'acide sulfureux et du gaz ammoniaque qu'il dégage en se brûlant, en laisse toujours arriver une certaine quantité dans l'appartement, quelques minutieuses qu'aient été les précautions. Dans les pays où la consommation de ce combustible est forcée, on épure par divers moyens le charbon de terre, ses inconvéniens alors disparaissent.

La combustion de ces diverses substances se fait dans des poëles ou des cheminées. Les poëles donnent beaucoup plus de chaleur que les cheminées, à raison de leur forme, des matériaux qui les composent, et de leur position presque toujours centrale dans les appartemens : ils échauffent d'autant plus vîte un appartement, qu'ils sont meilleurs conducteurs de la chaleur, comme ceux fabriqués de métaux ; mais ces poëles métalliques ont l'inconvénient d'exhaler une odeur incommode, que ne peuvent même pas supporter certains sujets nerveux. Ils conservent d'autant plus long-temps la chaleur, qu'ils en sont plus mauvais conducteurs, comme les poëles de terre. A raison de la colonne d'air étroite par laquelle ils communiquent avec l'air extérieur, les poëles préservent beaucoup mieux que les cheminées, de la fumée et de l'acide carbonique. Il y a grand inconvénient à fermer le tuyau, quand la totalité du bois a été réduite en braise : l'acide carbonique qu'exhale cette braise qui se consume, ne trouvant plus accès dans le tuyau, vient se décharger dans l'appartement, dont il vicie plus ou moins l'air, en raison de sa quantité, et peut même occasionner l'asphyxie des êtres animés qui y sont renfermés.

Les cheminées donnent beaucoup moins de chaleur que les poëles, mais, par compensation, leurs feux sont plus agréables et plus sains. L'action réunie de la chaleur et de la lumière dans les feux de cheminée, a des effets infiniment meilleurs pour la peau et la respiration : ils offrent de plus une agréable distraction à la vue.

Les cheminées de forme circulaire sont celles qui réfléchissent le plus de rayons caloriques. La couleur de leurs parois intérieures n'est pas indifférente non plus, puisqu'il est démontré que les surfaces blanches sont celles qui réfléchissent le plus le calorique.

Une cheminée, pour pouvoir nous garantir des inconvéniens de la combustion, devra être de la construction suivante : elle aura des ventouses sur ses parois latérales, ou sur sa paroi supérieure, une gorge étroite, toutes circonstances nécessaires pour rendre plus facile et plus rapide l'ascension de la colonne d'air qui, s'exerçant du dedans au dehors, balaye du foyer l'acide carbonique et la fumée qui s'y dégagent incessamment ; cette vivacité de la colonne d'air ascendante a aussi l'avantage, en rendant la combustion plus rapide, de favoriser l'émission d'une plus grande quantité de chaleur.

Cet établissement nouveau des ventouses, sur les parois des cheminées, permet de supprimer ces courans d'air incommodes qui venaient des portes et des croisées de l'appartement servir le foyer, et qui ne s'exerçaient qu'en rencontrant sur leur passage les assistans, dont ils glaçaient la partie postérieure du tronc et les jambes.

Les feux qui ne s'entretiennent que par la décomposition de l'air d'un appartement, exigent qu'on en renouvelle de temps en temps la masse.

La règle hygiénique relative à la température d'un appartement, est de ne la jamais tenir trop supérieure à celle du dehors. Ces alternatives extrêmes de température que nous éprouvons en hiver, lorsque nous sortons de nos appartemens très-chauffés, pour nous exposer à l'air froid du dehors, sont une des causes principales des maladies nombreuses de cette saison.

L'administration des feux doit être relative à la force des individus, à leur âge, à leur sexe.

### Administration de l'Humidité.

Les températures artificielles, que nous nous créons dans nos appartemens au moyen des feux, pêchent toutes par leur trop grande sécheresse. Il est indispensable de restituer à l'air l'eau dont il manque, en y faisant évaporer de l'eau que l'on présente dans un vase rempli de ce liquide au contact de cet air sec ; cette évaporation n'a pas seulement l'avantage de donner à l'air plus de douceur, la vapeur d'eau qui en résulte, en se dissipant, entraîne avec elle l'acide carbonique qui viciait l'air.

L'air sec de nos appartemens, dans la saison chaude, exige les mêmes précautions.

Les mesures de police qui prescrivent des arrosemens généraux dans les rues et voies publiques, dans la saison chaude, sont infiniment favorables à la salubrité des villes.

### *Ventilation.*

L'agitation de l'air dans la saison chaude, quand sa température n'est pas égale ou supérieure à la nôtre, ce qui a toujours lieu dans notre climat, procure une fraîcheur agréable, et qui ne contribue pas peu à notre bien-être.

On obtient facilement cette commodité, en pratiquant des courans d'air par l'ouverture de portes ou de croisées opposées. Il faut avoir l'attention de ne pas se placer dans le trajet du courant d'air : de graves inconvéniens pourraient en résulter.

### *Paratonnerres.*

Ces instrumens, en communication avec le sol, soutirent silencieusement, au moyen de leurs pointes, le fluide électrique des nuages, qu'ils transmettent à la terre, et préviennent ainsi, dans leur voisinage, les décharges électriques foudroyantes, qui menacent nos personnes et nos édifices. C'est à Franklin, illustre savant, illustre philosophe, illustre citoyen, que nous devons l'invention des paratonnerres ; ce grand homme sut à la fois désarmer la foudre et les tyrans qui opprimaient son pays.

## *Culture du sol.*

La culture du sol, en distribuant dans des directions utiles les eaux stagnantes et marécageuses, dont l'amas était une cause de maladies nombreuses, concourt grandement à la salubrité de l'air. Dans les pays bien administrés, déjà grand nombre de marais ont été ainsi desséchés par les efforts et les progrès de la culture, et la santé a été rendue aux hommes malheureux qui en étaient les riverains. Faisons des vœux pour que ces nobles efforts soient imités partout où des causes analogues de destruction existent.

## *Excrétions.*

Nous arrivons enfin à la décomposition, ce second et dernier acte de la vie végétative, par lequel sont éliminées hors de nous les parties devenues impropres à notre organisation. Cette élimination a lieu au moyen de deux opérations vitales : par la première, l'organe chargé d'une excrétion, sépare de notre sang ces parties hétérogènes; par la seconde, il les rejette hors de nous.

L'influence de ces éliminations sur notre santé est très-grande; nous ne dépendons pas moins d'elles que de l'assimilation qui les avait apportées à notre corps. Un juste rapport entre ces deux fonctions, relatif aux diverses périodes de la vie, est une base indispensable pour la santé.

Ces excrétions ont lieu sur deux grandes surfaces de l'organisation humaine, la peau et les membranes muqueuses.

### Excrétions de la peau.

La peau a toute sa surface occupée à ce phénomène de décomposition; elle en est l'agent le plus actif, le plus considérable, le plus important.

Les excrétions de la peau se composent du fluide sébacé, fluide huileux, qui a la destination d'être substance excrétive, d'assouplir la peau, et de la préserver de la macération des parties liquides étrangères qui peuvent agir sur elle. Cette humeur sébacée très-abondante à la tête, aux parties génitales, aux pieds, est d'une odeur plus ou moins grave, suivant les divers sujets, se concrète à la surface du corps, et par les altérations qu'elle éprouve de la part de l'air, acquiert des propriétés irritantes. La seconde excrétion de la peau est la transpiration cutanée, fluide aqueux qui compose les $\frac{5}{8}$ de nos pertes ; ce fluide contient de l'acide acétique, qui s'exhale avec lui au moment où il est excrété, et diverses substances salines qu'il dépose sur la peau ; la sueur n'est qu'une variation accidentelle de la transpiration cutanée vaporeuse. Il faut ajouter à ces diverses excrétions, les petites écailles furfuracées qu'abandonne l'épiderme en se renouvelant, les cheveux et les ongles.

Les agens hygiéniques des excrétions de la peau, sont les tissus laineux et végétaux, les bains, les frictions, les soins divers que nous prenons des cheveux, des ongles, et la propreté des vêtemens.

Les vêtemens que nous appliquons immédiatement sur la peau, sont tissus avec des matières ou animales ou végétales.

Les tissus végétaux, connus sous le nom de linge, absorbent beaucoup plus facilement l'humeur sébacée et l'humeur transpiratoire, que les tissus animaux.

Le linge est un des agens les plus utiles de la santé de la peau. C'est une des inventions modernes les plus propices et les plus heureuses, malgré un inconvénient précédemment exprimé. C'est à sa privation chez les peuples anciens, que l'on doit attribuer le nombre prodigieux de maladies de peau qui affligeaient ces peuples. Cette même privation de linge explique aussi facilement l'usage journalier qu'ils faisaient des bains. Chez les Romains et les Grecs, leur pratique était si habituelle, que toute maison opulente avait ses bains, et que des établissemens publics de ce genre étaient réservés au peuple.

Le linge demande à être renouvelé souvent; autrement, au lieu de préservatif, il devient lui-même cause de maladies, par l'accumulation qui se fait dans son tissu des excrétions de la peau, qui agissent comme irritantes.

### Bains.

Les bains consistent dans l'immersion et le séjour plus ou moins prolongé du corps dans l'eau.

Sous ce rapport, les bains sont généraux ou partiels.

Les bains agissent sur notre peau, comme liquides et à raison de leur température.

Comme liquides, ils nettoient la peau, en dissolvant les substances salines et grasses que les excrétions avaient apportées à sa surface; ils lui enlèvent les écailles furfuracées que l'épiderme produit en se renouvelant;

par ce nétoiement, ils rendent plus faciles les fonctions des vaisseaux chargés de l'excrétion ; ils assouplissent la peau , et lui rendent plus supportables les nombreux frottemens qu'elle a à éprouver ; ces effets sont d'autant plus marqués, que la température des bains est plus élevée.

Les bains , par leur température, exercent la sensibilité de la peau dans un mode tout-à-fait analogue à celui de l'air ; ce qui se comprend facilement , puisque c'est toujours le même agent , le calorique , agissant dans des milieux différens.

### *Bains froids.*

Les bains froids provoquent une action tonique sur la peau , qui de là va réagir secondairement sur tous nos organes ; ils resserrent la peau , rendent les chairs plus fermes , les colorent, et ralentissent les excrétions de la peau pendant le temps de leur durée. Les bains froids impriment la force et l'énergie aux hommes qui en font usage , mais ce n'est pas sans discernement qu'il faut les prendre. S'il est bien démontré qu'ils ne sauraient que fortifier les adultes vigoureux , il n'est pas moins évident qu'ils sont contraires à tous les individus faibles et languissans , aux hommes nerveux , qui ne supportent jamais sans inconvénient de brusques excitations, et aux vieillards, chez lesquels la vie n'a plus assez de ressources pour supporter impunément ces rudes atteintes. Des philosophes ont recommandé les bains froids pour les tout jeunes enfans, comme moyen de leur procurer une vigoureuse constitution, et des peuples anciens ont même observé ce rigoureux précepte ; cet usage a de graves inconvéniens : s'il fortifie et corrobore l'enfant sain et bien portant, il étouffe et donne la mort à l'enfant délicat et maladif ; et cette pratique, qui ne pouvait qu'être rarement funeste à des peuples vigoureux, pour qui les forces du corps et la santé étaient des avantages préférés à tous autres, serait une cause active de dépopulation chez les peuples modernes, plus amollis par la civilisation.

### Bains tièdes.

Les bains tièdes exercent sur la peau une action émolliente et sédative, qui se réfléchit sur tous nos organes, auxquels ils procurent un état de calme et de bien être qui est généralement senti par tout le monde.

Les bains tièdes excitent modérément les diverses excrétions de la peau; ils favorisent son absorption, qui a lieu sur l'eau elle-même.

Ils conviennent aux sujets nerveux et à tous les hommes qui ont une grande excitation à modérer. C'est un grand moyen de thérapeutique et dans les maladies aiguës et dans les maladies chroniques.

## *Bains chauds.*

Les bains chauds déterminent sur la peau une vive stimulation : elle rougit, elle se gonfle ; elle éprouve une sensation de chaleur et de mal être insupportables. Le cœur accélère ses mouvemens ; le pouls est vif, tumultueux, la respiration difficile et haletante ; et si cet état dure quelque temps, tous les symptômes fébriles se manifestent.

Les bains chauds procurent une abondante transpiration, et sous ce rapport ils sont débilitans ; mais cette débilitation n'est que consécutive à la vive stimulation qu'ils ont primitivement produite.

Ils ne sont guère employés que comme moyens de révulsion, dans les maladies chroniques, et encore partiellement.

## *Bains partiels ou Lotions.*

Les bains partiels sont des moyens de nettoiement, dont nous nous servons assez fréquemment à l'égard de certaines parties plus susceptibles de se salir que d'autres. Ces parties sont le visage, les mains, les pieds, les organes génitaux et le creux des aisselles.

## *Lotions du Visage.*

Sans cesse exposé à l'air et à l'action des substances pulvérulentes dont il est le véhicule, le visage exige un nettoiement spécial. Comme siége de l'expression de l'intelligence et des passions, il réclame des soins et une propreté excessifs. Des lotions doivent y être faites régulièrement tous les matins, pour le déterger des excrétions de la nuit, et à l'eau froide, qui a l'avantage de le colorer, de raffermir ses chairs et de lui conserver sa fraîcheur.

## *Lotions des Mains et des Pieds.*

Comme siége d'une transpiration abondante, comme organe du toucher, qui est d'autant plus délicat et plus sûr, que la sensibilité de la peau est plus exquise, s'appropriant sans cesse par ce même toucher les particules des corps, les mains ont besoin d'une propreté constante et minutieuse. Les mains doivent être lavées plusieurs fois le jour : le matin en se levant, et indispensablement avant et après les repas.

Les pieds secrètent une humeur sébacée, d'une odeur plus ou moins fétide : la transpiration y est excessivement abondante ; les vêtemens dont nous les recouvrons absorbent une grande partie de ces deux excrétions, il en reste néanmoins à la surface du pied une quantité suffisante pour exiger au moins une lotion par semaine.

Il n'y a aucun inconvénient pour les mains à pratiquer ces lotions à l'eau froide, au contraire il y a tout avantage, par la modification de résistance et de fermeté que l'eau froide imprime à la sensibilité de la main ; quant aux pieds, que des vêtemens chauds couvrent continuellement, ce n'est pas sans dommage que nous les soumettrions à cette température inaccoutumée pour eux.

### Lotions du Creux des Aisselles et des Organes génitaux.

Le creux des aisselles est le siége de la transpiration la plus abondante de tout le corps. Cette transpiration est d'une odeur plus ou moins grave ; chez plusieurs individus , sur-tout chez ceux qui ont le poil rouge , elle prend un caractère infecte , qui les rend repoussans. Des lotions fréquentes devront être faites sur ces parties, pour les nettoyer et en altérer l'odeur, et les hommes chez lesquels elle est si incommode, devront de plus fréquemment changer de linge·

Les organes génitaux de l'homme secrètent une fort grande quantité de fluide sébacé , qui au pourtour du gland se concrète sous forme de matière caseuse. L'odeur très-grave de cette excrétion exige des lotions fréquentes de cet organe.

## Frictions.

Les frictions sont un moyen puissant pour nettoyer la peau ; elles agissent aussi comme moyen tonique sur ce tissu ; on les pratique avec la main nue, la main enveloppée d'un tissu laineux ou végétal, et même armée d'une brosse.

Les frictions, par leur action toute mécanique sur la peau, la détergent très-facilement des substances salines, grasses et épidermiques qu'elle peut contenir ; de plus, en irritant les papilles nerveuses de la peau, elles y augmentent la sensibilité, l'afflux du sang, la chaleur et la transpiration , tous effets stimulans pour la peau, qui, réfléchis sur les autres organes, leur impriment une action fortifiante.

Je ne parlerai pas des frictions et autres pratiques telles que le massage, employées dans l'intention de provoquer des sensations de volupté. Ces pratiques énervantes et amollissantes doivent être reléguées dans l'Orient, où elles peuvent faire oublier à des peuples malheureux la privation de leur liberté et l'exercice d'un despotisme barbare, ou consoler de malheureuses créatures renfermées dans des harems pour les rares et souvent négatives voluptés d'un seul, de la perte des plaisirs, des devoirs de leur sexe, et de la juste influence qu'elles doivent exercer sur l'homme et la société.

### Cosmétiques.

Les cosmétiques sont des préparations qui ont moins pour objet la santé de la peau que sa beauté.

Ces préparations sont végétales ou minérales. Les cosmétiques végétaux à l'état liquide ou de pâte, lorsqu'ils ne contiennent que des substances douces, assouplissent la peau, contribuent à sa finesse, à sa douceur; mais c'est là la composition et l'effet du plus petit nombre : presque tous contiennent des substances astringentes et aromatiques, dont l'action irritante altère tôt ou tard la peau, et y fait naître une foule d'affections dartreuses.

Les cosmétiques minéraux, presque tous composés de substances vénéneuses, outre une action plus irritante sur la peau que celle qu'y exercent les cosmétiques végétaux, peuvent être absorbés par elle et déterminer l'empoisonnement. Les exemples de ces accidens ne sont pas rares.

Un médecin hygiéniste ne connaît d'autre cosmétique pour la peau, que l'eau fraîche et pure, la tempérance, et la santé qui en est la conséquence; et quelques eaux mucilagineuses pour les peaux qui ont été irritées par un froid ou une chaleur trop intenses.

Ce sont là les seuls cosmétiques que l'on rencontre dans les toilettes des villageoises : il ne me paraît pas qu'elles s'en trouvent plus mal.

### *Épiderme, poils et ongles.*

Les agens hygiéniques de l'épiderme sont le linge, les bains et les frictions.

Quant aux poils, ils exigent des soins particuliers; ils sont le siége d'une humeur sébacée abondante, qui leur donne leur poli et leur souplesse; en s'y concrétant, elle les rend gras et sales ; ils sont de plus le siége d'une abondante transpiration, qui dépose sur la tête une grande quantité de substances salines. Les cheveux demandent à être détergés fréquemment avec le peigne, qui excite en même temps une douce et salutaire friction sur cette partie. La malpropreté des cheveux y engendre les poux, et une maladie dégoûtante et douloureuse connue sous le nom de plique polonaise. L'usage où sont tous les peuples de l'Europe de les couper courts rend les moyens de propreté à leur égard beaucoup plus faciles ; et ce sacrifice d'une partie essentielle à la beauté du visage, ne doit pas être regretté, quand on considère que l'entretien et la propreté des longs cheveux exigent un temps assez long, qu'on peut employer beaucoup plus utilement ailleurs.

*Ongles.* Les ongles, inutiles à l'homme dans l'état de civilisation, demandent certains soins. Nous sommes dans l'usage de les couper, pour rendre le toucher plus facile et plus délicat.

La taille des ongles ne doit pas être la même pour les doigts et pour les orteils. La coupe ronde est la plus élégante et la plus convenable pour les doigts ; mais pour les orteils, elle a de grands inconvéniens. Les chairs latérales de l'orteil comprimées par la chaussure, remontent par dessus l'ongle; celui-ci de son côté s'enfonce dans leur tissu; il en résulte alors une altération douloureuse qui nécessite l'extirpation de l'ongle, opération cruelle. On évitera cette maladie, en coupant les ongles des orteils carrément.

### *Propreté.*

La propreté est une pratique complexe, qui résulte d'un ensemble de soins relatifs à nos divers besoins. Celle que nous apportons dans nos vêtemens ne contribue pas seulement à la santé de la peau, elle nous délivre de la pullulation honteuse de la vermine. Celle que nous mettons dans le choix et la préparation de nos alimens, assure leur salubrité; la propreté prépare à chacun de nos besoins une satisfaction plus agréable et plus sure.

La propreté est un moyen puissant de conservation que la nature a donné à tous les êtres animés. Ses habitudes sont très-délicates et très-scrupuleuses chez les animaux libres. Chez l'homme, par les idées d'ordre et d'économie qu'elle entretient, elle le prépare à la plupart des vertus domestiques. La propreté est d'une grande ressource pour modifier les influences d'un climat. Sa pratique minutieuse et générale, en Hollande, contrebalance la température insalubre de ce pays.

*Excrétions des Surfaces muqueuses.*

*Transpiration pulmonaire.* Une évaporation aqueuse abondante a lieu sur la surface muqueuse du poumon à tous les instans de la vie. Nous savons que par une température froide, elle augmente pour suppléer celle de la peau, qui se ralentit sous l'influence de cette température ; et que par une température chaude, elle diminue, celle de la peau sous cette influence ayant acquis son summum d'action. Nous n'avons pas d'autres moyens d'agir sur elle.

*Excrétion nasale.*

Il se fait sur la surface muqueuse du nez une secrétion assez peu sensible chez l'homme de la nature, mais très-abondante chez celui de la civilisation, à raison de la nourriture copieuse que ce dernier se procure, et que nous excrétons très-fréquemment cette humeur.

C'est un usage généralement reçu chez les peuples civilisés, de la provoquer au moyen d'une poudre irritante, obtenue par la fermentation d'une plante vénéneuse, le tabac ( nicotiana tabacum ), à laquelle on surajoute d'autres substances excitantes, telles que les baies de sureau, l'ambre, la civette, la muscade, le girofle, la vanille, la canelle, etc.

Cette excitation n'a pas seúlement l'inconvénient d'exagérer cette excrétion, elle porte tort aussi à la propreté du visage; le mucus nasal coloré en noir par le tabac et chargé de cette poudre, vient fluer par les ouvertures nasales, et fournir une image de dégoût et de malpropreté, en même temps que l'arome du tabac, décomposé par l'humeur nasale, exhale une odeur infecte et nauséabonde. Cette excitation continuelle du sens de l'odorat finit par y abolir la sensibilité, et notre existence sensitive en est d'autant diminuée : beaucoup de médecins ont accusé le tabac de produire des maladies nerveuses : cette opinion n'a rien que de très-vraisemblable.

Le tabac peut être falsifié par des substances minérales qui lui communiquent leurs propriétés vénéneuses.

Le tabac peut être employé thérapeutiquement à l'occasion d'une ophtalmie rebelle chronique, d'une otite chronique, ou de maux de tête violens chroniques.

Hors de là, le tabac ne constitue pas seulement un besoin superflu, c'est une habitude sale

et dégoûtante , et qui peut avoir de graves inconvéniens.

### Excrétion muqueuse du Poumon.

Dans l'état de santé , cette excrétion est peu
abondante : rarement avons-nous besoin de l'ex-
pulser par l'expectoration. La secrétion abondante de ce mucus, sur-tout lorsqu'il est compact,
est l'indice d'une altération de la poitrine. Cette
excrétion augmente par un temps froid, sur-tout
froid humide, et diminue par un temps chaud ;
nous ne possédons aucun moyen hygiénique autre
pour la modifier.

### Mucus buccal.

Le mucus buccal s'attache à la surface des
dents avec le phosphate de chaux qu'y dépose la
salive et les débris des alimens; c'est sur-tout
dans leurs intervalles , et leurs cavités occasion-
nées par la carie, que ces substances se logent.
Elles n'altèrent pas seulement la blancheur de
la dent, par la décomposition qu'éprouve le
mucus et les débris des matières alimentaires,
l'haleine est viciée et corrompue. C'est là une
cause fréquente de ces haleines qu'on dit hyper-
boliquement meurtrières, homicides ; le seul vrai

préservatif consiste en des gargarismes d'eau après le repas. L'agitation de l'eau dans la bouche débarrasse les dents de cette cause d'infection. Quant au phosphate de chaux, il suffit de passer tous les matins une brosse à dent sur leur surface avec de l'eau, pour les en délivrer. Beaucoup de personnes se servent de poudres destinées à blanchir des dents : il est bon d'avertir ces personnes, que ces diverses poudres, quelque soit leur nom, quelque soit leur couleur, n'opèrent ce blanchiment des dents qu'au moyen d'un sel acide qui a l'inconvénient grave d'user l'émail des dents.

## De la Secrétion salivaire.

Pour l'homme de la nature, cette secrétion n'est pas excrémentitielle ; elle va avec les alimens, dont elles prépare la décomposition, renouveler la masse du sang ; mais pour l'homme de la civilisation, gorgé de sucs et d'embonpoint, la salive est aussi en partie excrémentitielle. Il en est peu de nous qui ne l'expulse par le crachement plusieurs fois dans le jour : beaucoup même provoquent son excrétion par la fumée du tabac ou sa mastication. Cette pratique, qui excite une secrétion abondante de salive qui est portée chez quelques individus à plusieurs onces par jour, occasionne une perte sensible pour la digestion, qu'elle prive d'un fluide éminemment essentiel à ses phénomènes. Elle a tous les inconvéniens du tabac pris en poudre par le nez : elle déchausse les dents, les noircit, et infecte l'haleine. Elle peut souvent occasionner l'ivresse.

Si quelques pays brumeux et humides se trouvent bien de son emploi, on ne peut que regretter que les habitans de ces pays ne fassent pas choix d'un moyen d'excitation moins sale et moins dégoûtant.

*Mucus intestinal et Bile.*

Le mucus intestinal et la matière colorante de la bile s'incorporent aux résidus des alimens, et leurs proportions variées rendent aussi très-variées les propriétés de consistance et de couleur de ceux-ci.

Lorsque l'excrétion du mucus intestinal est trop abondante, elle débilite; lorsqu'elle est trop rare, elle rend l'évacuation des excrémens pénible. Son abondance trop grande tient à un mauvais état de la digestion qu'on répare par la diète. Sa rareté tient à l'usage trop exclusif des viandes, des assaisonnemens ou des boissons fermentées; on y remédie en modérant ce régime par l'emploi des végétaux et de l'eau.

*Urines.* Les urines sont un des produits les plus considérables de la décomposition; elles sont secrétées par les reins, qui les transmettent à la vessie, où elles sont évacuées à notre volonté.

Les urines sont d'autant plus considérables, que nous faisons usage d'une quantité plus grande de boissons, et que les transpirations cutanée et pulmonaire sont rendues plus rares par une température froide.

L'on doit satisfaire à cette excrétion, chaque fois que le besoin la sollicite. De grands inconvéniens résultent de la contrainte que l'on s'impose à cet égard : trop souvent répétée, cette contrainte amène la paralysie de la vessie; l'agent hygiénique des urines est la boisson. Des urines trop épaisses, trop chargées de sels et de substances animales, doivent être étendues par des boissons copieuses, pour prévenir la formation des calculs, à laquelle cet état des urines est très-favorable.

### *Evacuation stercorale.*

Les matières stercorales sont le résidu des alimens que la vie a jugé impropre à la composition, et qui, par cette considération, rentre dans la grande voie de la décomposition.

L'évacuation fréquente de ces matières importe beaucoup à la santé : en séjournant dans nos intestins trop long-temps, elles y acquièrent des propriétés irritantes qui agissent sur lui, et secondairement sur toute l'économie. Il n'est personne qui ne connaisse le malaise résultant de leur rétention trop prolongée; ce malaise justifie le mot plaisant de Voltaire, qui conseille de ne jamais aborder un ministre constipé.

Leur évacuation doit être journalière.

Pour les vieillards et les individus irritables, cette évacuation est difficile; le moyen de faire cesser cette constipation, consiste à diminuer la quantité des substances animales et des assaisonnemens, pour les remplacer par des substances végétales, des fruits et des boissons mucilagineuses. Lorsque ces moyens échouent, reste encore la ressource moins faillible, mais à la vérité plus incommode, des injections émollientes dans le rectum.

*Évacuation menstruelle.*

La femme est soumise à une excrétion sanguine périodique, qui a lieu sur la surface vaginale et utérine. La première apparition de cette excrétion, qui n'est pas sans difficultés et douleurs pour la plupart des femmes, est le signe caractéristique de la puberté chez elles.

Cette excrétion, dont la régularité importe sensiblement à la santé de la femme, a lieu tous les mois; elle est susceptible de nom-

breuses modifications : une alimentation copieuse la rend très-abondante ; il en est de
même des excès de tout genre, qui quelquefois néanmoins la suppriment ou la dénaturent,
la faisant dégénérer en une évacuation blanche,
signe sensible de l'irritation de l'organe vaginal
ou utérin. L'évacuation menstruelle peut aussi
être supprimée par les bains froids, l'immersion
de quelque partie, comme les mains ou les
pieds sur-tout, dans l'eau froide. Cette évacuation cesse environ vers la cinquantième année :
sa cessation est marquée par des phénomènes
plus ou moins fâcheux, qui font de ce mo-
ment-là une époque périlleuse pour les femmes,
du moins pour les femmes qui ont mal admi-
nistré leur santé, comme la plupart de celles
des villes ; car pour celles de la campagne, qui
vivent avec beaucoup de tempérance, ce phénomène est à peine sensible.

Les femmes qui peuvent survivre à cette
épreuve périlleuse, ont une vieillesse longue et
exempte d'infirmités notables. (1)

### Excrétion du Lait.

Il est encore une secrétion accidentelle, le
lait, résultante du produit de la grossesse. Ce
n'est pas sans de graves inconvéniens pour leur

---

(1) Il sera parlé de l'excrétion spermatique à l'article *fonction de reproduction.*

santé que la plupart des mères, dans les villes, renoncent à l'exercice de cette fonction, sans parler des inconvéniens moraux que cette omission d'un devoir essentiel de la maternité entraîne, inconvéniens exprimés avec autant de raison que d'éloquence par le grand écrivain de l'Emile.

Cette suppression de l'évacuation lactée peut être considérée comme une cause prédisposante et souvent déterminante de toutes les maladies dont sont atteintes les femmes des villes.

Ce n'est pas que la considération de la santé délabrée et maladive de la mère ne doive poser une exception à cette règle, dans l'intérêt de la conservation du nourrisson. Hors de là, toute femme doit allaiter son enfant, pour assurer sa santé et la sienne propre.

Le calme des passions, une nourriture abondante, plus végétale qu'animale, un travail modéré, l'exercice pris en plein air, sont les circonstances les plus favorables à la composition d'un bon lait.

Tous les excès, et spécialement les mouvemens tumultueux de l'âme, altèrent la secrétion du lait, qui, sous cette influence, peut acquérir des propriétés délétères, capables d'aller porter la destruction dans le corps du petit être où il devait entretenir et agrandir la vie.

# DEUXIÈME PARTIE.

# HYGIÈNE

## DE LA VIE DE RELATION.

# TRAITÉ

## D'HYGIÈNE DOMESTIQUE.

HYGIÈNE DE LA VIE DE RELATION.

### CHAPITRE Ier.

La vie de relation distingue essentiellement les animaux des végétaux; les élémens de cette vie sont l'intelligence, la voix et le mouvement.

L'intelligence donne à l'animal la conscience de lui-même, le sentiment des corps extérieurs et de leurs relations infinies.

Par la voix, il communique aux individus de son espèce, ses désirs, ses jugemens plus ou moins délicats, subtils, savamment combinés et facilement exprimés, suivant l'importance de l'espèce dans l'échelle des corps animaux.

Par le mouvement, l'animal se meut, se porte vers l'objet qui l'attraie, et s'éloigne de celui qui lui déplait.

Dans la classe nombreuse des animaux,

l'homme apparaît brillant des attributs d'une intelligence supérieure; il ne les domine pas moins par la perfection de sa voix, l'étendue, la flexibilité, la variété et la célérité de tous ses mouvemens; c'est à lui seul qu'il est donné d'accumuler ce nombre prodigieux de sensations, matériaux d'une pensée indéfinie; lui seul peut fixer ses sensations par des signes, artifice ingénieux qui devient pour lui la source d'une puissance morale immense; lui seul peut étendre le sentiment de l'identité sur tous les momens de son existence; lui seul peut imaginer ces abstractions mystérieuses, levier incommensurable, avec lequel il a soulevé les voiles épais qui couvraient les phénomènes variés de la nature, et sous l'égide duquel il marche tous les jours vers un état de perfection et d'élévation infinies.

C'est par l'intermédiaire des sens, que tous les corps de la nature arrivent à l'intelligence de l'homme; nous allons nous occuper de leur histoire, et de celle des corps qui agissent sur eux.

### Des Sens.

Les sens sont les agens essentiels, indispensables de l'intelligence, dont ils forment pour ainsi dire le seuil; ce sont eux qui lui apportent tous les matériaux, tous les élémens dont elle a besoin pour composer la pensée.

Nous sommes déjà loin de ces siècles barbares et ignorans, qui considéraient la pensée comme un être inné; cette belle et importante vérité de l'action des sens sur les opérations de l'intelligence, découverte par un des plus beaux génies de la Grèce (1), et ensevelie pendant une longue série de siècles malheureux, opprimés par le despotisme, reparut à l'époque où les premières semences de liberté, en faisant un appel au bon sens et à la raison, firent éclore de toutes parts ces brillans élans de la pensée humaine, qui illustreront à jamais le dix-huitième siècle.

Les sens se divisent en sens externes et sens internes : les premiers, principaux dans les phénomènes de l'intelligence, sont au nombre de cinq, savoir : la vue, l'ouie, l'odorat, le goût et le toucher. Dans la seconde division, se placent le sens de la génération, celui de la soif, de la faim, et autres moins importans, qui sortent du plan d'un traité d'hygiène : nous ne nous occuperons ici que des sens extérieurs. Il a déjà été question des sens de la soif et de la faim dans l'Hygiène de la vie végétative, plus tard

(1) Aristote.

il sera accordé une place spéciale au sens de la génération.

L'histoire des sens extérieurs de ces premières sources de la pensée humaine demande à être faite avec beaucoup d'attention et de ménagement. Leur bonne organisation n'importe pas seule à la rectitude des fonctions de l'intelligence ; les chances variables de la santé modifient à tout instant leur existence ; ils sont de plus susceptibles d'acquérir par l'éducation, un développement extraordinaire ; nul doute que les différences que l'on remarque à chaque instant dans les diverses capacités humaines, ne tiennent aux dissemblances existantes dans l'organisation primitive des sens, dans leur santé, dans leur éducation, et dans celles bien autrement importantes encore du cerveau, qui est le réservoir commun ou viennent affluer, et où sont combinées toutes les impressions apportées par les sens.

## Du Sens de la Vue.

La vue est, sans nul doute, le sens le plus précieux et le plus intéressant pour l'intelligence et la félicité de l'homme ; c'est lui qui apporte à l'intelligence ces images si variées, si nombreuses, de forme, de grandeur, de position; il colore cette nature que nous trouvons si riche, si belle; il multiplie, il accumule sur elle ces tableaux brillans, qui nous ravissent, qui nous enchantent; c'est lui qui donne à la compagne de l'homme, ces formes, ces contours élégans, ces attraits dont il est idolâtre. Le sens de la vue porte au loin notre existence: son empire est infini et varie à tout instant; ses sensations sont rapides, nombreuses : en un clin, l'œil parcourt des espaces immenses; il fournit incessamment dans l'état de veille, des matériaux à l'intelligence; plus entièrement qu'aucun autre sens, la vue est dévolue à l'imagination, dont elle est le plus puissant mobile. Sa possession enchante l'univers; sa privation le ternit, le décolore et le rend lugubre pour le malheureux qui en est frappé.

Le mécanisme de la vision est un des plus délicats, des plus ingénieux, parmi les phénomènes nombreux qui composent l'existence de l'homme; ici la nature semble avoir proportionné son attention et ses soins à l'importance de cette fonction. Le phénomène de la vision s'accomplit dans deux organes situés à la partie la plus élevée du corps, d'où ils dominent toute la nature; exposés à la lumière réfléchie par les corps, ils sont traversés par elle dans leurs tissus et leurs fluides, tous opportunément combinés, pour qu'il en résulte l'image des corps; cette image reçue sur une membrane nerveuse, est transmise au cerveau, où se fait la perception de la sensation. La nature a multiplié les moyens de ménagement et de protection pour ces organes délicats; elle les a logés dans une cavité osseuse, où ils sont abrités contre l'atteinte des corps extérieurs, ne les laissant à découvert que dans une seule partie, indispensable pour l'arrivée des rayons lumineux; encore dans cette partie faible, sont-ils protégés par les paupières, voiles mobiles, qui, en outre, soustraient à volonté les yeux à la lumière, et étendent uniformément sur leur membrane extérieure, les larmes et l'humeur de Meibomius, fluides destinés à les défendre de l'action irritante de l'air et de la lumière. Des poils nombreux disposés sur les bords libres des paupières, modèrent l'intensité trop vive de la lumière, dont ils absorbent une partie, et arrêtent les corpuscules nombreux que meut à tout instant l'air. Deux rangs plus épais de poils sont placés au-dessus des paupières: ils atténuent encore plus activement la vivacité de la lumière. Des muscles nombreux meuvent les yeux en tous sens, les dirigent avec une mobilité très-active partout où la curiosité et le besoin les appellent.

Que de soins, d'attentions, de sollicitude de la part de la nature, pour l'organisation et la conservation de ces organes importans! que de négligence, que d'insouciance de la part de l'homme, pour la préservation de ces mêmes organes, que des excès nombreux tendent à chaque instant à anéantir!

Signalons les causes nombreuses qui peuvent altérer des organes aussi précieux.

### De la Lumière.

La lumière est naturelle ou artificielle; elle se divise en outre, en lumière composée et décomposée; nous allons l'examiner sous ces divisions différentes.

### De la Lumière naturelle. De la Lumière composée.

La lumière naturelle est plus ou moins vive, suivant les circonstances variables des climats, des saisons, et des différentes heures de la journée.

Eu égard à ces différentes considérations, la lumière peut affecter l'œil avec des quantités différentes, que nous diviserons en quantité forte, moyenne, faible, et quantité infiniment petite, qu'on appelle obscurité.

### *De la Lumière forte.*

Rien ne saurait porter plus de tort et de dommage à la vue, qu'une lumière trop intense, soit qu'elle émane directement du soleil, soit qu'elle arrive réfléchie par les corps. Chacun peut se convaincre de cette vérité, en considérant un instant le soleil, lorsqu'aucun nuage n'étant interposé entre lui et nous, il darde en toute liberté ses rayons lumineux. On sait que la dernière éclipse observée à Paris, fut pour quelques personnes qui avaient osé envisager le soleil trop long-temps sans précaution, l'occasion de la perte de la vue. La lumière scintillante des détonations électriques a quelquefois produit les mêmes accidens. La cécité est fort commune parmi les ouvriers occupés à la fabrication des corps qui, dans leurs préparations diverses, ont besoin de passer par l'état incandescent. Cette infirmité frappe spécialement les verriers, les forgerons et les fondeurs de métaux.

Les pays où une vive lumière est réfléchie, à raison de la température élevée des lieux et des surfaces calcaires qui les composent, comme

l'Egypte, sont fort exposés à la cécité. La mémorable campagne d'Egypte ne nous en a
fourni que trop souvent la triste preuve.

Les pays septentrionaux, où la neige, corps
éminemment resplendissant, reste pendant presque toute l'année à la surface de la terre, sont
susceptibles de la même maladie.

On ne peut que plaindre les malheureux habitans de ces contrées disgraciées; mais quant
aux hommes qui ne sont qu'accidentellement
soumis à ces influences, ils trouveront des pré-
servatifs efficaces, en portant des verres colorés en vert. La lumière, en se décomposant
dans ces verres, y laisse ses propriétés offen-
santes, pour en acquérir de douces et de convenables à l'œil.

L'on doit bien se garder d'exercer ses yeux
à des objets tenus, comme à la lecture, par
exemple, sous l'influence de la lumière directe
du soleil, ou de cette même lumière intensé-
ment réverbérée. Les personnes dont les appartemens se trouvent dans l'une ou l'autre de ces
deux conditions, devront se garantir la vue au
moyen de rideaux, et spécialement de rideaux
de couleur verte.

### De la Lumière faible.

Les inconvéniens d'une faible lumière, pour

être moins grands que ceux résultans d'une lumière trop vive, n'en sont pas pour ça dédaignables. Lorsque l'œil se soumet au travail éclairé par une lumière trop faible, les efforts multipliés que fait l'organe de la vision, pour tâcher de recueillir la totalité des rayons lumineux émanés en petite quantité, peuvent déterminer l'irritation de quelqu'un de ses tissus, et une altération plus ou moins complète de la vue s'ensuivre. L'on doit éviter, par cette considération, de travailler dans un lieu obscur, à la chute du jour, au clair de la lune, etc.

### De l'Obscurité.

L'obscurité est la diminution plus ou moins grande de la lumière; car il est vraisemblable que ce fluide est épars partout, jusque dans les lieux les plus profonds. Les inconvéniens de l'obscurité pour les yeux sont ceux d'une lumière trop faible, avec exagération de l'effet occasionné par la plus grande diminution de la lumière. Le passage brusque d'une profonde obscurité à une lumière vive peut avoir les plus grands inconvéniens pour les yeux; c'est ainsi que l'on a vu plusieurs condamnés, qui avaient subi pendant de longues années une détention dans des cachots fort obscurs, être frappés de cécité, lors-

que l'expiration de leur peine, en les restituant
à la liberté, les ramenait au grand jour dont ils
étaient privés. Chacun peut être juge de cet
effet, par le malaise que nous éprouvons lorsque notre œil étant soustrait à la lumière, dans
des appartemens exactement clos pendant le long
temps du sommeil, nous le rendons brusquement le matin, en nous levant à la lumière.

### De la Lumière moyenne.

La lumière moyenne est l'excitant le plus
convenable à l'œil ; en somme suffisante pour
permettre la vision, elle manque de cette trop
vive intensité qui peut porter dommage à la
vue ; semblable à toutes les modifications qui
s'appliquent à l'économie animale, la lumière
modérée fait bien ; exagérée, elle fait mal.

### Des Couleurs, ou de la Lumière décomposée.

Les couleurs sont d'autant plus excitantes
pour l'œil, qu'elles réunissent une plus grande
quantité de rayons lumineux. Le blanc, placé à
la tête du spectre solaire, et qui contient la plus
grande quantité de rayons lumineux, est la
couleur la plus offensante pour l'œil ; les couleurs intermédiaires, le jaune, le vert et le bleu,

sont les plus accommodantes; et les couleurs sombres, telles que l'indigo, le violet et le noir, qui ne sont autre chose que la privation plus ou moins grande de la lumière, agissent sur la vue comme l'obscurité.

La couleur la plus préférable dans nos vête-mens, comme dans nos tentures, est le vert. La nature, en la répandant largement sur toute la terre, semble nous inviter à l'imiter : pourquoi faut-il que cette partie de nos habitudes, comme une infinité d'autres, soit soumise aux préjugés, aux caprices des modes !

L'œil souffre également beaucoup de l'opposition tranchée des couleurs, que des goûts bizarres associent dans leurs vêtemens. Cette incommodité est tout-à-fait semblable à celle que produit le passage brusque de l'obscurité profonde à une lumière vive et éclatante.

### De la Lumière artificielle.

La lumière artificielle est une cause puissante d'altération pour la vue; non pas qu'elle soit d'une nature plus offensante pour l'œil que la lumière naturelle, comme l'ont prétendu quelques médecins hygiénistes; mais bien parce qu'incessamment nous avons sous les yeux les corps lumineux qui l'irradient, et que rien n'est plus funeste à la vue, que l'atteinte du corps embrâsé qui fournit la lumière, comme nous l'avons exprimé déjà à l'égard de la considération du soleil : de ce fait, résulte la nécessité dans l'emploi de la lumière artificielle, de soustraire le foyer de la lumière à l'œil, ce que l'on obtient au moyen de demi-sphères de verre dépoli, ou de tissu de soie verte.

Tout ce qui a été dit précédemment à l'égard du plus ou moins d'intensité de la lumière composée et décomposée naturelles, trouve ici son application à l'égard de la lumière artificielle.

Les diverses substances que l'on emploie pour l'éclairage artificiel, ne sont pas également propres à donner une lumière agréable et salutaire.

Le suif, substance le plus généralement employée, répand une odeur désagréable, et volatilise une grande quantité de charbon. A l'inconvénient d'épaissir et de vicier l'air, il réunit celui bien plus grand, bien plus funeste pour la vue, d'une lumière continuellement mobile et vacillante.

La bougie a une lumière infiniment plus douce, moins mobile et moins odorante que la chandelle.

L'huile est la substance la plus convenable pour l'éclairage : elle fournit une lumière douce, agréable et fixe, sans presque donner d'odeur; tous ces effets sont d'autant plus réels, que l'huile a été plus épurée.

Le gaz hydrogène carboné que l'on commence à brûler dans quelques grandes villes, produit une lumière vive, éclatante et onduleuse ; ces diverses qualités le rendent plus propre à l'éclairage des lieux publics, qu'à celui des appartemens privés. Le médecin hygiéniste ne peut voir qu'avec affliction l'excès immodéré qu'on fait de cette lumière, que semble provoquer le bas prix de sa préparation : le temps à venir mettra en évidence toutes les conséquences d'un pareil abus.

Cette profusion de la lumière artificielle dans les villes, et l'inconvénient plus grand encore d'avoir continuellement les yeux fixés sur les corps en combustion d'où émane la lumière, explique la grande quantité de cécités qu'on y rencontre et la rareté de celles des campagnes, où l'on ne fait presque pas usage de la lumière artificielle.

### Du volume des Corps.

Le volume des corps a aussi une relation immédiate avec l'hygiène de la vue. Des corps tenus exigent de grands efforts de la part de l'œil pour être perçus ; à cet inconvénient se réunit le double désavantage pour l'œil de supporter une lumière très-vive, et l'action des verres d'optique dont on se sert généralement pour éclairer ces objets ; aussi les hommes dont l'œil est soumis à cette double influence, comme les graveurs, les horlogers, les peintres en miniature, etc., ont-ils précocement la vue altérée.

## *De l'Influence des divers agens hygiéniques de la vie végétative sur la vue.*

Une alimentation trop copieuse prédispose aux altérations de la vue, sur-tout lorsque cette alimentation se fait aux dépens de substances alimentaires irritantes.

Les substances alcooliques exercent aussi une influence marquée sur la vue. Les buveurs de profession n'y voient pas seulement trouble pendant la durée de leurs orgies ; cette faiblesse de vue les accompagne aussi dans le temps d'intermittence de leur crapule.

L'air agit aussi d'une manière sensible sur la vue : ses diverses qualités ont une action marquée sur elle ; de deux airs de densité différente, celui de densité moindre est plus favorable à la vue, pourvu toutefois que cette quantité moindre de densité ne soit pas due à la dilatation de l'air par la vapeur d'eau. Par un air sec, les objets se dessinent mieux dans l'œil que par un temps vaporeux. La température froide n'est guère propre à la vue : si elle est humide, elle couvre les yeux et les objets d'un voile aqueux qui s'oppose à la perfection de la vision; si la température est froide sèche, la conjonctive excitée par le froid s'irrite et secrète davantage de fluide muqueux, les larmes sont aussi plus abondantes et le globe de l'œil recouvert d'une couche plus considérable de fluide, est par là moins disposé à la vision.

L'air chaud, par l'accablement et la prostration générale qu'il occasionne, contribue à l'affaiblissement de la vue, l'œil participant pour sa part à cet état de lassitude universelle. La température moyenne sèche est de toutes la plus convenable à l'œil.

L'air peut encore contenir accidentellement des principes funestes pour la vue, tels que des gaz délétères, comme le gaz ammoniaque et autres qu'on ne rencontre que dans des lieux fort circonscrits, et des quantités considérables de substances pulvérulentes qu'il charrie sur presque toutes les surfaces de la terre, mais plus spécialement encore dans certaines contrées, comme les déserts de l'Afrique, où leur quantité est si grande, qu'elle obscurcit l'air. Cet accident dans la constitution de l'air est une cause puissante d'altérations de la vue survenues à la suite des ophthalmies rebelles qu'occasionne cet air irritant. La mémorable armée d'Egypte ayant rencontré des constitutions aériennes semblables, eut beaucoup de ses membres frappés de cécité, accident que favorisait encore, comme nous l'avons dit précédemment, la réflexion de la lumière sur des surfaces calcaires.

Les excès de coit sont aussi très-défavorables à la vue. Cet excès, plus particulièrement que tous autres, paraît l'altérer; aussi les hommes qui se sont beaucoup adonnés au coit, ont-ils précocement la vue affaiblie.

Dans l'état le plus parfait de santé de l'œil, il peut se présenter deux modifications particulières de cet organe qui exigent des soins particuliers : ces états sont connus sous le nom de myopie et de presbytie. Les soins qu'ils exigent sont du ressort de l'hygiène.

### De la Myopie.

La myopie est cet état particulier de la vue

où le point de vue pour être distinct a besoin d'être très-rapproché de l'œil. Dans cette modification particulière de la vue, la rencontre des faisseaux lumineux se faisant fort avant de la rétine, membrane de sensation, les objets ne deviennent distincts qu'autant qu'ils sont fort rapprochés de l'œil. Les lois de la physique ayant appris que cette modification de la vue tenait à l'état trop convexe de l'œil, l'art a imaginé de placer au-devant de l'œil des verres concaves qui, en agissant en sens inverse, tendent à rapprocher le point de section des rayons lumineux, de la rétine. Un œil myope armé de ces verres concaves, voit à des distances fort éloignées.

### De la Presbytie.

La presbytie est l'état contraire de la myopie : l'œil, dans cette modification, offrant moins de convexité que dans la myopie, a moins de force de réfraction ; de là, la facilité pour les presbytes de distinguer les objets fort éloignés qui n'ont besoin que d'une très-petite force de réfraction, et la difficulté, l'impossibilité même souvent d'apercevoir ceux qui, très-rapprochés, exigent une grande force de réfraction.

Les mêmes lois de la physique qui ont éclairé l'état du myope, servent également à l'amélioration de l'état du presbyte. En nous enseignant que les verres convexes jouissent d'une grande force de réfraction, elles nous indiquent l'appareil à imaginer pour l'œil presbyte qui doit se servir des verres convexes.

L'on ne doit employer ces verres que lorsqu'il y a une indication forcée; lorsque ces deux modifications de la vue sont peu sensibles, il faut négliger ces verres d'optique, qui ont l'inconvénient de fatiguer beaucoup l'œil. Cet effet est encore autrement marqué lorsqu'on se sert de verres grossissans ou rapprochans, tels que les loupes, mycroscopes, télescopes, etc.

### De l'Ouie et du Son.

Après la vue, l'ouie est incontestablement le sens qui apporte le plus de sensations à l'intelligence : c'est par lui que la parole exerce son empire, c'est lui qui nous transmet les pensées et les passions de nos semblables. Ce sens est le plus indispensable aux relations humaines ; il nous donne le sentiment de la vibration des corps. C'est lui qui nous fait apprécier les effets merveilleux et enchanteurs du son comparé. Toutes ces considérations donnent la plus haute importance au sens de l'ouie.

### *Du Son.*

La sensation du son résulte pour nous de la vibration d'un corps. Ce mouvement vibratoire communiqué à l'air qui le répète, est transmis par son intermédiaire à l'oreille, qui en perçoit l'impression.

La condition indispensable de la vibration pour les corps est l'élasticité. Ils possèdent naturellement cette élasticité, ou bien on la leur donne par la tension. Pour qu'un son soit sensible à l'oreille, il faut que le corps sonore qui le produit fasse au moins trente-six vibrations par seconde. C'est là le son le plus grave que l'oreille puisse atteindre. Pour les sons aigus, la limite est de douze mille à seize mille vibrations par seconde.

Tous les corps n'ont pas la même intensité de son. L'intensité varie suivant l'étendue du corps sonore, l'amplitude de ses vibrations et le nombre des corps qui vibrent ensemble. Le silence augmente encore l'intensité du son. Le son est encore en raison inverse du carré de la distance.

Les corps vibrent transversalement, longitudinalement ou en tournant.

Dans deux cordes de même diamètre et également tendues, le nombre des vibrations est en raison inverse des longueurs.

Deux cordes de même longueur et de même tension vibrent en raison inverse du diamètre.

Deux cordes de même diamètre et de même longueur, vibrent en raison directe du carré du poids qui les tendent.

Les corps vibrent en raison de leur nature et de leur structure : la vibration d'une partie quelconque d'un corps se communique au corps entier. Le son dans l'air parcourt trois cent trente-sept mètres par seconde.

Les sons sont infinis, mais dans notre relation, ils sont réduits à un nombre déterminé, l'oreille ne pouvant pas apprécier toutes leurs nuances; cette appréciation n'existe pour l'oreille, que lorsqu'il y a entre deux sons un intervalle assez grand.

L'intervalle est le rapport d'un son à un autre. L'intervalle se nomme seconde, tierce, quarte, quinte, sixième, septième, octave; désignations relatives au nombre de sons qui se trouvent entre ceux que l'on compare.

L'accord est la coexistence d'un ou de plusieurs sons : l'accord est concordant, lorsque l'oreille découvre facilement les rapports des sons entre eux. Lorsque ce rapport n'est pas sensible, l'accord se nomme dissonnant.

Lorsque deux corps font dans un temps égal un nombre égal de vibrations, les sons produits sont absolument les mêmes : c'est l'unisson le plus simple des accords.

Lorsqu'un corps, dans un temps déterminé, produit un nombre de vibrations double de celui d'un autre corps vibrant, les sons exprimés sont alors à l'octave l'un de l'autre. L'octave est un accord d'une grande simplicité, à raison de la relation facile de deux sons. Ces deux sons ont tellement de ressemblance, qu'on les désigne par le même signe.

On appelle échelle musicale, la série des sons renfermés dans une octave. Il y en a trois : la diatonique, composée de huit sons; la chromatique, composée de treize, et l'enharmonique, composée de vingt-quatre.

Une corde en vibration produit outre le son principal, des sons accessoires, qu'on nomme concomitans, et dont la série est 1, 2, 3, 4, etc. Quelques oreilles délicates vont jusqu'au son 7; mais la généralité des hommes ne distingue que le son principal.

Le mode est le ton qui caractérise la pièce de musique; la note qui le détermine se nomme tonique. Le mode majeur est celui où la tierce au-dessus de la tonique est majeure ; le mode mineur est celui où la tierce au-dessus de la tonique est mineure. Le premier est gai, le second est plaintif.

Le son est transmis par l'air : son intensité est relative à la condensation de l'air. Le son se propage par rayons, à la façon de la lumière, et se réfléchit comme elle sur les corps qui lui font obstacle, en faisant un angle de réflexion égal à l'angle d'incidence. Le phénomène de l'écho et plusieurs autres, au moyen de cette propriété, deviennent fort clairs.

## De l'Ouie.

C'est l'oreille qui perçoit les sensations du son : un appareil très-compliqué dans cet organe est destiné à recevoir et à modifier les ondulations aériennes, qui, après avoir impressionné le nerf auditif, sont transmises au cerveau, où a lieu la sensation. Tels sont, en peu de mots, les phénomènes de cette importante fonction de l'ouie.

### Effet du Son sur l'organe de l'Ouie et sur l'Economie animale.

L'oreille peut-être affectée par des sons in-

leuses, des sons modérés, des sons faibles, ou par la négation du son, qui est le silence.

Les premiers déterminent une sensation pénible, qui peut être accompagnée de l'inflammation des diverses parties constituantes de l'oreille : à la longue ils amènent la privation de l'ouie. Ce résultat est très-fréquent chez les gens de guerre qui font le service des canons; presque tous ces hommes sont plus ou moins sourds; on observe souvent chez eux la déchirure du tympan; on sait que c'est à eux qu'il est spécialement donné de faire passer la fumée du tabac par les oreilles. Les sons faibles, sans inconvéniens sensibles, immédiats, peuvent amener à la longue la surdité, par les efforts continus que fait l'oreille pour les percevoir. Les sons modérés affectent l'oreille dans le mode le plus convenable.

Le silence, qui n'est que la privation plus ou moins absolue des sensations de l'ouie, a une influence vivement sentie, et par l'ouie, et par toute l'économie animale. C'est lui qui donne à ce sens le repos si nécessaire à la réparation de la sensibilité épuisée par des sensations trop multipliées. Le silence favorise le sommeil, et par là, il concourt puissamment à la restauration du corps; il est le protecteur de la réflexion et de la méditation; c'est dans son sein que le génie va puiser ses inspirations. Le silence n'est pas seulement nécessaire aux opérations de l'esprit, il prédispose aussi éminemment aux sentimens doux et bienvaillans. Il les fait naître, il les développe : c'est sous son influence que l'homme ému vient se livrer aux tendres sensations qui le préoccupent. Le silence et la solitude, qui n'en est que la plus grande extension, sont un grand moyen de perfectionnement pour la nature humaine. On peut consulter à cet égard le traité de la Solitude par Zimmermann, qui trouva dans son sein un puissant soulagement à la mélancolie profonde qui le dévora toute sa vie.

Le son comparé ou la musique, est un puissant modificateur du moral de l'homme ; il l'émeut, le pénètre, l'attendrit, et fléchit sa sensibilité à ses modes divers, à ses nuances variées; il le fait passer par les alternatives de la tristesse et de la gaîté, suivant que son rhythme est triste ou gai. Le son comparé est parmi les sensations simples, la plus touchante, la plus entraînante. Lorsqu'on considère l'important emploi qu'en faisaient les Grecs pour policer les mœurs, on ne peut qu'être profondément surpris de l'indifférence apathique avec laquelle

on traite ce moyen si philosophique et si facile
d'améliorer l'homme; cet art, dont les anciens
avaient fait une institution publique pour adou-
cir les hommes, et que l'influence puissante
du vœu public avait popularisé, est tout-à-fait
inusité de nos jours parmi le peuple, et si l'on
en excepte l'Italie, où les faveurs du climat
protègent ce goût général pour la musique,
on ne rencontre dans le reste de l'Europe
qu'un peuple muet au chant, ou détonnant
des sons rauques, barbares et monotones, plus
propres à inspirer l'effroi ou l'ennui, qu'à provoquer le contentement et la joie. L'art musical
qui, dans les derniers siècles, a fait tant de prodiges, créé tant de chefs-d'œuvre, placé au-
jourd'hui au rang des sciences, n'existe que
pour la satisfaction de quelques-uns; il ne ré-
crée, il ne charme de nos jours que quelques
gens oisifs et opulens renfermés dans de grandes
cités. Quelle différence de quelques centaines
d'amateurs réunis dans la salle du théâtre Ita-
lien ou de l'Opéra, à toute la Grèce assem-
blée aux jeux olympiques, et entonnant un
hymne où se confondaient les voix de tous
les sexes, de tous les âges, pour célébrer une
victoire remportée sur l'ennemi de sa liberté,
ou pour couronner la valeur qui venait de se

signaler dans l'arène, ou la vertu, à laquelle le vœu de tout un peuple libre venait décerner les hommages non contestables du respect et de l'admiration !

Quel art néanmoins plus précieux pour exciter l'homme aux bienveillans et aux généreux sentimens ! L'histoire de toutes les époques en fait preuve : qui ne s'est, dans sa propre expérience, senti exalter au son de quelqu'instrument belliqueux ; qui ne s'est attendri au son du chalumeau rustique ! L'habitude des impressions d'une musique tempérante est un moyen puissant d'éloigner l'homme des sentimens pervers ; elle calme, adoucit l'homme, et le dispose aux sentimens de conciliation, si nécessaires à l'état de société. Faisons des vœux pour que ce moyen de félicité privée et de prospérité publique devienne populaire : des écoles d'enseignement mutuel pour le chant viennent d'être instituées à Paris ; c'est un heureux essai : que cet enseignement se multiplie, qu'il se répande dans les départemens, qu'il devienne général, et que désormais, par l'étude populaire du chant, chacun possède un moyen simple, facile de se récréer, de modifier ses sentimens, et une occasion de plus pour être agréable à ses semblables.

*Effet des divers Agens de l'Hygiène sur l'Ouie.*

Une nourriture trop abondante et trop excitante prédispose l'oreille à des maladies qui altèrent plus ou moins le sens de l'ouie. L'abus des boissons alcooliques n'est pas moins funeste à ce sens ; l'expérience apprend que ce sens est plus ou moins altéré chez les buveurs de profession.

L'air est une puissante cause de maladie pour l'oreille : toutes ses qualités ne lui sont pas salutaires ; l'air froid humide lui est très-pernicieux, par les inflammations qu'il détermine dans cet organe ; l'air d'une température modérée est le plus convenable à sa santé. L'air dense est le plus favorable à la fonction de l'ouie ; dans cette constitution atmosphérique les ondes aériennes ont un mouvement plus considérable. L'oreille est très-sensible aux transitions des diverses températures. La transition d'une température chaude à une température froide lui est essentiellement funeste ; elle occasionne des inflammations qui altèrent plus ou moins le sens de l'ouie.

La suppression d'une exhalation ou d'un exanthême habituels peuvent déterminer une irritation subséquente sur l'oreille ; c'est ainsi que l'on voit la suppression d'un cautère, depuis longues années existant, occasionner subitement une surdité.

L'abus des plaisirs vénériens dégrade d'une manière bien sensible la faculté auditive. Rien de plus commun que la privation ou l'altération de ce sens précieux chez les libertins.

Ce sens est susceptible d'acquérir un grand développement par l'exercice ; il arrive à une finesse et à une susceptibilité extrêmes chez les musiciens ; on sait que le sauvage s'en sert pour distinguer à de grandes distances la présence de ses ennemis.

### De l'Odorat.

Le sens de l'odorat est destiné à la perception des odeurs : il est placé dans les fosses nasales ; ce sens a les plus grandes connexions avec celui du goût, pour lequel il semble avoir été créé. Les opérations de l'odorat précèdent toujours celles du goût, dans l'appréhension des alimens ; ceux que l'odorat réprouve, le goût les réprouve également ; ceux qu'il recherche le sont pareillement par le goût. Dans l'état de nature, cette règle ne comporte que peu d'exceptions ; mais qu'il s'en faut bien qu'il en soit ainsi dans l'état de civilisation : une foule de substances culinaires, d'une odeur infecte et offensante pour l'odorat, sont devenues des substances d'une saveur exquise, et recherchée à la fureur par le goût.

Les sens de l'odorat et du goût appartiennent plus spécialement à la vie végétative qu'à la vie de relation. Les idées que fournissent ces deux sens à l'intelligence, bien moins nombreuses que celles de la vue, de l'ouie et du toucher, sont aussi pour elle d'une bien moindre importance et d'un bien moindre intérêt.

Les odeurs sont l'excitant naturel de l'odorat ; les odeurs sont des parties volatiles des corps insaisies jusqu'à ce moment par les procédés chimiques. L'air leur sert de véhicule ; elles arrivent avec lui sur la surface olfactive, et y produisent une sensation que nous nommons odeur.

### *Des Effets des Odeurs sur l'Economie animale.*

Les odeurs nous affectent agréablement ou désagréablement, avec force ou avec médiocrité ; toute odeur désagréable nous impressionne péniblement, et dans une proportion graduée à son intensité : chez quelques personnes irritables, elle peut donner lieu à des nausées, à des vomissemens, à des syncopes, à des convulsions et autres phénomènes nerveux.

Celles qui proviennent de corps animaux ou végétaux en décomposition, indépendamment d'une sensation très-pénible, peuvent occasionner des maladies très-meurtrières; c'est à ces émanations de substances végétales ou animales que sont dues les maladies contagieuses, et grand nombre de maladies épidémiques; maladies d'autant plus communes et dépopulatrices, que la haute température du climat favorise d'autant plus la décomposition de ces substances.

Quant aux odeurs agréables, dans un degré modéré d'activité, elles procurent à l'homme une sensation de plaisir, qui est un excitant précieux pour tout son être; cette douce perception dispose l'âme aux émotions tendres : les poètes ont avec raison environné l'Amour et les Grâces de guirlandes et de fleurs. Dans la description des lieux enchantés que rêvait leur imagination, c'est toujours aux fleurs, à leur doux parfums, qu'ils se sont adressés pour en faire les ornemens et les charmes. J. J. Rousseau, frappé de leur grande influence sur la sensibilité humaine, avait cru voir dans l'odorat le sens de l'imagination; mais les odeurs agréables, quand elles deviennent trop intenses, ont de graves inconvéniens, sur-tout quand elles s'exercent sur des individus très-sensibles. Elles peuvent occasionner alors des syncopes, des convulsions, et des maladies nerveuses chroniques. Le moindre de leurs inconvéniens, est d'émousser le sens de l'odorat. Quelques fleurs, telles que celles de la tubéreuse et de l'héliotrope, ont une action si forte, qu'il suffirait d'en respirer seulement quelques heures l'odeur dans un appartement clos pour perdre la vie. Rien de plus imprudent que de tenir des fleurs odorantes dans un appartement où l'air se renouvelle rarement, sur-tout pendant la nuit.

Dans l'état naturel, le sens de l'odorat a une susceptibilité exquise ; il est donné à quelques personnes qui ont su conserver ce sens dans toute sa pureté originelle, de distinguer les individus par l'impression qu'ils font sur l'odorat ; quelques-unes même ont été jusqu'à faire la distinction des sexes, par l'odorat. Nous pourrions encore citer des faits plus étonnans, tels que celui d'un athénien qui savait distinguer une fille d'une femme mariée, et une femme chaste de celle qui ne l'était pas : mais nous craindrions de tomber dans des récits fabuleux. Le sens de l'odorat est fort émoussé chez les peuples civilisés, qui presque tous usent de poudres sternutatoires, dont l'action, souvent répétée, finit à la longue par user ce sens : l'homme, par cette pratique sale et dégoûtante, se prive d'un sens dont les perceptions importent à sa santé et à ses plaisirs.

Le sens de l'odorat est un de ceux qui offrent le plus de différences dans la sensation ; il est telle odeur qui fait le charme de certaines personnes, et qui est en horreur à telles autres : ces différences tiennent à celles de l'organisation du sens ; et s'il ne faut pas disputer des goûts, il faut encore moins disputer des odeurs.

### Du Goût et des Saveurs.

Le sens du goût réside dans la langue : ce sens est chargé de nous faire apprécier les qualités de sapidité des alimens ; en nous rendant sensibles à leur action, il nous engage à les appréhender ou à les écarter.

Comme pour l'odorat, la règle générale pour ce sens est, que tout ce qu'il juge agréable est salutaire à l'homme, et peut contribuer à le réparer ; tandis que ce qu'il repousse peut lui nuire : cette règle ne souffre que peu d'exceptions.

Le sens du goût est susceptible d'être affecté

par une infinité de sensations, que nous diviserons en sensations fortes et sensations faibles.

Les sensations fortes n'ont pas seulement l'inconvénient, en portant une forte excitation sur
ce sens, d'épuiser précocément sa sensibilité, et
de priver l'homme d'une des sources de ses
jouissances ; les substances irritantes qui provoquent ces sensations, ingérées plus tard dans
l'estomac, y déterminent une stimulation vive,
qui peut faire passer ce dernier à un état d'irritation plus ou moins fâcheux. Ces sensations
fortes répugnent beaucoup à notre organisation;
ce n'est que par l'habitude que nous pouvons y
attacher quelque plaisir; pourquoi cette tendance continuelle de l'homme à contrarier les
vœux de la nature?

Les sensations faibles, au contraire, entretiennent la jeunesse et la fraîcheur de ce sens; elles
préservent l'estomac des affections auxquelles
le prédisposent les saveurs fortes : l'habitude
des saveurs douces influe d'une manière sensible sur toute l'économie, par le degré modéré
d'excitation qu'elles entretiennent dans tout l'organisme.

Par une exception assez remarquable, lorsque
dans le vieillard, tous les organes, et spécialement ceux des sens, déclinent et tendent vers

leur fin, le sens du goût paraît survivre à tout cet affaissement de la vie générale ; il semble même augmenter d'énergie, et fournir une compensation aux pertes nombreuses que fait la vieillesse.

Le sens du goût est celui dont les peuples civilisés abusent le plus ; il suffit de se rappeler la variété prodigieuse des préparations culinaires, et les hauts assaisonnemens dont on se sert dans leur accommodement, pour apprécier cette vérité.

*Du Toucher et des propriétés tactiles des corps.*

Le toucher est le sens par lequel nous apprécions la forme, la consistance, le poids, la température et le mouvement des corps.

Ce sens a pour siége toute la surface de la peau ; il a sa plus grande perfection à la main, où tout paraît disposé pour l'appréciation de la forme et des dimensions des corps : finesse excessive de la peau, expansions nerveuses considérables, multiplicité des os et des articulations, muscles nombreux pour mouvoir ces parties.

Le toucher est un grand moyen de perfectionnement pour l'intelligence ; c'est lui qui rectifie les erreurs des autres sens, et quoiqu'il ne soit pas lui-même exempt d'erreur dans l'appréciation de la température des corps, par exemple, qu'il ne juge jamais que relativement à lui, il n'en est pas moins vrai qu'il est un grand auxiliaire pour l'intelligence humaine et une des causes qui peuvent expliquer la plus grande supériorité intellectuelle de l'homme sur les animaux. La conservation de ce sens importe beaucoup; on y parvient au moyen des lotions et des bains tièdes, en le préservant des températures froides, au moyen des vêtemens doux et chauds; et des températures brûlantes, par des vêtemens frais et légers. Les travaux qui exigent le contact de corps durs ou de fortes pressions de la part de la main y déterminent un épaississement de l'épiderme, et des callosités qui font perdre à ce sens de sa finesse, et peuvent même le rendre tout-à-fait optus.

Ce sens peut acquérir par l'exercice une rare perfection; on sait que les aveugles sont susceptibles par l'éducation de ce sens d'exécuter des travaux d'une rare délicatesse : on a même prétendu qu'ils pouvaient par lui distinguer les couleurs : ce fait demanderait à être vérifié.

S'il y a avantage à avoir de la finesse dans le toucher, pour rendre plus précises et plus positives ses opérations, il ne peut qu'être infiniment nuisible d'y favoriser une sensibilité exagérée, qui nous rend plus susceptibles des atteintes extérieures.

### De l'Intelligence.

L'intelligence dérive de la sensibilité : la sensibilité a pour organe le cerveau et toutes ses dépendances, dont l'ensemble compose le système nerveux ; le cerveau, centre de tout le système nerveux, est le siége principal de l'intelligence ; les sens extérieurs et les sens intérieurs en sont les provocateurs naturels.

L'intelligence se compose de deux grandes divisions, la raison et les affections ou les passions.

Une question est encore irrésolue parmi les physiologistes idéologues, celle de savoir si le cerveau est un organe unique ou un organe multiple : la solution de cette question est du plus grand intérêt pour l'exercice de l'intelligence.

### De la Raison.

La raison se compose de plusieurs opérations successives. La première de toutes, la sensation, résulte de la perception d'un sens ; le cerveau s'empare de cette sensation et en est plus ou moins long-temps affecté : cette seconde opération se nomme attention ; dans une troisième, le cerveau la met en rapport avec une sensation antécédente, et leur examen produit une différence qui est une idée. Cette troisième opération de l'esprit est appelée comparaison, réflexion, jugement.

Voilà le mécanisme de la pensée tel que l'ont exposé Loke, Condillac, Cabanis et leurs disciples; il n'est aucune opération de l'esprit, aucune pensée, quelque abstraite, quelque complexe qu'elle soit, qu'on ne puisse, par une analyse éclairée, ramener à ces principes premiers. La simplicité, la lucidité de cette doctrine, une des plus belles théories de l'idéologie, apparaît sur-tout lorsqu'on la compare à l'obscurité, à l'inextricabilité, au jargon diffus et impénétrable des écoles sur la formation et les divers procédés de la pensée.

Pour que la raison soit parfaite, il importe que chacune de ses fonctions se fasse avec la plus grande précision et le plus grand ordre possibles. Plusieurs conditions sont indispensables à ce perfectionnement de l'intelligence : la bonne organisation du système nerveux, tout-à-fait indépendante de nous, sa santé, son éducation, qui sont plus à la portée de notre volonté, circonstances éminemment importantes, et dont le bon emploi peut réparer, jusqu'à un certain point, l'oubli de la nature, en rectifiant une organisation défectueuse.

### De l'organisation du Système nerveux.

Heureux les hommes auxquels une nature libérale a donné un système nerveux apte à des impressions multipliées, justes et faciles! Ces hommes privilégiés, dotés d'élémens plus nombreux de prospérité et d'influence que le commun des hommes, sont appelés à les éclairer, à leur servir de guides; ils doivent compte à la société du don précieux que leur a fait la nature; ils lui en doivent faire partager tous les bénéfices; et qui les tourne dans des voies hostiles au bonheur du monde, est grandement coupable et mérite l'animadversion des hommes.

### De la santé du Système nerveux.

S'il est vrai que le système nerveux soit l'organe de l'intelligence, rien ne saurait intéresser comme la conservation d'un appareil aussi important. Voyez cependant combien est grande en général l'insouciance et l'incurie des hommes pour cet organe précieux; combien est petit le nombre des hommes sages qui savent conserver à cet appareil la santé si nécessaire à la précision et à la rectitude de ses opérations.

Tous les excès sont les ennemis nés et déclarés

du système nerveux ; mais parmi eux, ceux qu'il importe le plus de signaler, sont ceux qui résultent de l'abus des plaisirs vénériens, des boissons alcooliques et des substances alimentaires.

Les écrivains qui ont traité des maux de nerfs et de l'aliénation mentale, ont indiqué les abus vénériens comme une des sources principales de ces maladies. Les abus vénériens dégradent le système nerveux, qu'à la longue ils finissent par anéantir. Quel est celui qui dans une profusion de ces plaisirs n'a pas senti un affaissement sensible survenir dans toute son intelligence ? l'on sait que l'onanisme arrête le développement intellectuel des malheureux enfans qui se livrent à ce vice honteux ; que beaucoup même d'entre eux sont réduits par lui à un véritable état d'idiotisme.

Les boissons alcooliques ont aussi une influence bien pernicieuse sur le système nerveux ; l'ivresse qu'elles occasionnent est un moment de véritable suspension pour l'intelligence ; leurs excès répétés déterminent dans le cerveau un état d'irritation chronique qui altère plus ou moins les facultés cérébrales, finit par les abolir complètement et amener précocement la mort de l'individu abusif.

L'abus des substances alimentaires, en les supposant même d'une nature moyenne d'excitation, moins rapide dans ses effets et ses conséquences que les abus précédens, n'en finit pas moins par déterminer un état d'irritation chronique de l'estomac, qui, communiqué sympathiquement au cerveau, am ne les mêmes fins et les mêmes résultats.

Il est encore un excès pour le système nerveux, noble dans ses intentions, intéressant dans ses résultats : l'étude est un véritable état de sacrifice, de dévouement de la part de celui qui s'y livre en faveur de l'humanité, à laquelle elle prépare des vérités précieuses ; l'étude épuise précocement les facultés du système nerveux, elle délabre l'estomac et les forces musculaires : elle jette l'homme dans un état habituel de mélancolie. Ce n'est pas que, bien calculée et combinée avec un exercice régulier de toutes les fonctions, et un usage réservé du système nerveux, elle ne peut permettre une existence heureuse et longue ; mais cette modération, praticable pour quelques esprits heureusement nés, est impossible au génie. Le génie, entraîné par de puissantes et invincibles inspirations, est tout entier absorbé dans la conception de ses œuvres : tout est sacrifié à l'objet dans lequel son imagination se plonge ; tout entier à l'idée qui le domine, il n'aperçoit pas les atteintes qu'apporte à son existence chacune de ses inspirations; et le moment où la mort vient frapper sa frêle existence, est celui où son intelligence, riche des conceptions les plus brillantes, aspirait et comptait sur un long avenir pour les réaliser.

Les victimes qui tombent sous l'atteinte de ce noble excès méritent la reconnaissance de l'univers : loin de moi l'idée de chercher à écarter de ces voies pénibles ceux que l'ardeur de la gloire et du bien public y appelle! qu'il me soit permis un instant d'oublier ma mission de médecin hygiéniste, pour applaudir en citoyen généreux aux nobles efforts de l'homme d'étude, et faire des vœux pour que le feu sacré de la science éclaire à jamais l'univers, dont il doit assurer la liberté et le bonheur.

Les travaux pénibles émoussent la sensibilité, et par suite l'intelligence : ces deux forces, la morale et la matérielle, ne s'exercent jamais qu'en sens inverse; tout ce qui est dépensé en forces pour le mouvement, est de moins pour l'intelligence.

Un usage modéré de toutes les fonctions de la vie, une aisance médiocre, l'habitation d'un climat tempéré, la tranquillité, le calme, l'indépendance, et l'exercice des sentimens généreux

et bienveillans, ont une influence très-grande
sur la santé du système nerveux.

## De l'Education des Facultés de l'esprit.

Pourquoi, lorsque pour tout esprit droit il
est évident que les lumières contribuent au
bonheur des nations et des individus ; pourquoi
cette conjuration générale d'un pôle à l'autre,
de la part du fanatisme et de l'obscurantisme
contre la vérité. Lorsque tout devrait favoriser
ce développement de l'esprit humain, pourquoi
ces entraves apportées à son exercice ? serait-il
vrai que désormais la faculté de penser ne devra
plus être que la propriété d'un petit nombre
d'êtres privilégiés ? Attristé par le présent, mais
confiant dans l'avenir, écrivons dans l'idée que
nos conseils pourront servir à une génération
plus heureuse.

L'éducation de l'esprit commence pour
l'homme au moment même de sa naissance ;
on ne saurait s'imaginer combien alors un
exercice convenablement fait de chacun des
sens provocateurs de l'intelligence, importe à
son excellence ultérieure ; à l'âge où l'homme
commence à avoir la conscience de lui-même,
je voudrais qu'au lieu de surcharger cette jeune

intelligence d'erreurs, de préjugés si faciles à se graver dans sa tête éminemment impressionnable, je voudrais que des questions simples et en petit nombre fussent adressées à l'enfant, en comparant toujours les seuls objets sensibles pour lui, je veux dire les impressions qui lui arrivent directement par les sens; point d'abstractions encore, point d'idées générales. N'allez pas par un empressement trop précoce, faire avorter cette jeune plante, qui demande tant de ménagement. On ne saurait s'imaginer combien est importante cette éducation de la première enfance. Les sensations, les idées, les jugemens de l'enfance, sont un fond inépuisable, impérissable, d'où l'homme tire indéfiniment ses jugemens, ses résolutions, ses règles de conduite et ses principes; que d'hommes qui raisonnent faux, qui ont des préjugés et des erreurs ridicules, qui raisonneraient juste, qui seraient sans préjugés et sans erreurs, si les premières semences, jetées dans leur esprit, avaient été bonnes. Qu'il en coûte dans un âge plus avancé, d'attaquer, de faire écrouler cet édifice, résultant des impressions de l'enfance, dans lequel l'homme se complait à tous les instans de sa vie; il faut être éclairé et penseur profond, pour oublier tout ce qu'on a vu durant de si longues années, et recommencer à penser sur de nouveaux frais : quelle est l'heureuse époque qui pourra voir cette régénération si indispensable de l'éducation première. Le traité d'éducation qu'a fait J. J. Rousseau est plein de sagesse et de raison ; nous le recommandons à l'attention et à la méditation de tous les pères de famille.

## Effet de l'exercice de l'Intelligence sur l'Economie animale.

L'exercice de l'intelligence détermine dans le cerveau un afflux considérable de sang, qui y active la nutrition, et en augmente le volume : par là l'organe devient plus apte à l'exécution de ses fonctions. Toutes les autres parties du système nerveux acquièrent un développement proportionnel. Cet appareil est alors exposé aux maladies de son système, qui sont les névralgies, l'apoplexie, la mélancolie, l'aliénation mentale. Les hommes qui se livrent avec ardeur à l'étude, ont peu de sommeil ; leurs membres, privés de mouvemens, s'atrophient ; ils sont maigres et décolorés ; leurs digestions se font avec peine, ils se réparent difficilement ; leur cœur, qui partage les impressions fréquentes du cerveau, est assez souvent frappé d'anévrisme ; leurs organes génitaux eux-mêmes participent à l'état d'inertie de la plupart des tissus ; Newton, mort vierge dans un âge fort avancé, n'est assurément pas le seul exemple de l'état d'impuissance où réduit la faculté virile, l'exercice trop actif du cerveau.

## Des affections ou passions.

Les affections comme la raison ont pour siége le système nerveux ; elles nous arrivent toutes par les sens, soit externes, soit internes. Si la raison a pour objet de nous donner la connaissance des corps et de leurs relations, les affections ont pour but de nous faire éprouver cet état particulier de notre organisme, connu sous le nom de sentiment et d'émotion.

Le nombre, la force et la persistance des passions, est relative à la manière d'être de la sensibilité.

Les sujets nerveux sont ceux où elles présentent les nuances les plus variées et les développemens les plus étendus.

Les passions ont été instituées par la nature, pour le bonheur de l'individu, dans l'intention de sa conservation ; elles exercent une puissance imminente sur la santé ; aussi, dans l'état de nature des passions en très-petit nombre, et toujours d'un type régulier et modéré, concourent-elles à ce but ; mais qu'il en est autrement dans l'état de civilisation ! Les passions de l'homme de la société sont presque aussi nombreuses que ses préjugés et ses erreurs.

Quelques philosophes et quelques sages se sont élevés contre les passions ; mais ce n'est qu'à ces passions artificielles, ou aux passions naturelles trop exagérées, que devait s'adresser leur voix réprobatrice.

Les passions naturelles sont toutes groupées autour du moi humain ; c'est donc avec raison que quelques philosophes les ont fait dériver de l'amour-propre ou amour de soi.

Si une direction sage, donnée à ses passions, contribue au bonheur de l'homme et à celui de ses semblables, leur exagération et les écarts qu'elles entraînent, nuisent au bonheur de l'individu et de la société.

La morale est la science qui nous apprend à diriger et à gouverner nos passions dans l'intérêt le mieux entendu de nous-mêmes et de la société.

Le vrai bonheur consiste dans un juste équilibre entre les désirs qui sont la source des passions, et la satisfaction qui est le terme du désir.

### Division des Passions.

Les besoins de la société ont tellement multiplié le nombre des passions, leurs nances sont si nombreuses et si délicates, que ce serait un travail beaucoup trop considérable que d'aller les atteindre une à une pour les décrire, elles et les effets qu'elles impriment à toute l'économie animale : le petit nombre même des passions naturelles, pour être traité partiellement, exigerait un espace qu'il ne nous est pas permis de rencontrer ici. Les passions humaines, soit naturelles, soit artificielles, peuvent être comprises sous les deux grandes divisions de passions gaies et de passions tristes ; c'est dans cet ordre que nous allons en traiter.

### Effets des passions gaies sur l'économie animale.

Les passions douces et modérées excitent dans le cerveau et tout le système nerveux un état de calme, d'aise, et de bien-être qui se réfléchit tour-à-tour sur tous les organes : un sentiment de plaisir se manifeste à l'épigastre ; le cœur, sous l'influence de ces passions, bat d'un mouvement

large et uniforme ; il va partout distribuer avec
abondance et régularité le sang , principe vivi-
fiant de tout l'organisme. Les muscles sont
doués d'une grande force musculaire et sollici-
tent l'exercice. Les sens ont une sensibilité délicate , vive et susceptible d'apprécier les plus
fugitives impressions. L'estomac exécute sans
gêne ses fonctions, et les produits de la digestion,
rapidement absorbés , vont contribuer aux frais
de la réparation générale. Toutes les secrétions ,
absorptions et exhalations participent à ce mode
d'ordre et d'uniformité. Ce concours régulier et
parfait de tous les organes, produit de la modération des passions, prédispose l'esprit au calme , à
la justesse , à la rectitude , lui rend facile l'exercice des sentimens nobles et généreux ; une santé
parfaite , qui en est la conséquence , permet à
l'homme de jouir de la vie dans toute sa pléni-
tude. Dans cette vie de calme et de félicité , des
jouissances douces, agréables se succèdent sans
interruption : tous les instans de la vie sont mis
à profit par le plaisir , et lorsqu'après un temps
fort long , le sage qui a ainsi vécu doit abandonner la vie , par la nécessité imposée à tous les
êtres animés , il la quitte sans regrets amers sur
le temps passé , sans aspirer vers un avenir meilleur : calme , résigné , satisfait , il voit impassi-

blement approcher le terme de son existence : *c'est le soir d'un beau jour;* mais combien la scène change lorsque l'homme imprudemment s'abandonne à l'exagération de ses désirs! Chez l'homme influencé par une passion profonde, le cerveau et tout le système nerveux sont dans un état d'exaltation prodigieuse, le sommeil fuit ses paupières, l'agitation le poursuit dans le silence et l'obscurité de la nuit; l'image de sa passion, dénaturée par les rêves, vient l'attrister, le tourmenter; son cœur ému bat d'un mouvement irrégulier et brusque, les digestions s'accomplissent lentement, l'absorption s'exerce péniblement sur les produits imparfaits de la digestion; la nutrition est incomplète, l'homme tombe dans le marasme : il devient inquiet, irascible, mélancolique; la grande exaltation où est tout son système nerveux rend chez lui plus rapides, plus étonnans, tous les phénomènes de la pensée. L'imagination sur-tout acquiert une force remarquable; mais cette grande excitation du système nerveux ne s'exerce qu'au détriment de tous les autres organes qui tombent dans la débilité et l'atrophie, et dont le dépérissement successif amène précocement la mort de l'individu. Cet état, lorsqu'il devient habituel, peut amener le cortège nombreux des maladies nerveuses, névralgie, apoplexie, épilepsie, hypocondrie, aliénation mentale, etc., indépendamment de toutes les autres affections connues qu'il peut également déterminer : une de ses altérations les plus communes est l'anévrisme du cœur et de ses annexes.

## Effets des Passions tristes.

Les passions tristes agissent comme de vrais débilitans sur toute l'économie; dans un degré modéré d'action, la tête est prise d'embarras, de pesanteur, l'homme éprouve à l'épigastre un sentiment incommode : les sens perdent de leur aptitude à percevoir les impressions; les digestions s'accomplissent imparfaitement, l'assimilation est incomplète, la respiration se fait difficilement, et par soupirs : l'homme tombe dans la maigreur et le marasme; ses yeux se cavent, son regard devient timide, inquiet, son repos est incessamment agité par des rêves douloureux; ses muscles tombent dans la débilité, et sont impropres au mouvement : si cet état s'aggrave, le malheureux opprimé par la peine, devient insensible à tout, hormis à ses chagrins; il en voit partout l'image, partout il en porte l'atteinte; son cerveau, continuellement obsédé par cette impression importune, s'exalte ainsi que toutes les autres parties du système nerveux; tous ses sens acquièrent une susceptibilité maladive; son caractère se déprave, il devient acariâtre, morose, d'une société difficile; il fuit les hommes, dont la présence agit péniblement sur lui; son cœur, incessamment agité, est atteint tôt ou tard d'anévrisme, ou bien quelqu'autre organe, tels que l'estomac, la poitrine ou la vessie, s'irrite sous l'influence de ces impressions chagrines. Le cerveau, sans cesse surexcité, tombe dans un état d'irritation chronique, qui engendre ou l'apoplexie, ou l'hypocondrie, ou l'épilepsie, ou la manie. Le chagrin, lorsqu'il s'exerce subitement et avec une grande force, peut occasionner des convulsions, des syncopes et même la mort. Une joie extrême et subite, telle que celle qui résulte d'une grande nouvelle heureuse et inespérée, peut avoir les mêmes résultats; et les exemples d'événemens semblables, occasionnés par des causes si extrêmes, si contraires, sont trop multipliés dans l'histoire humaine, pour que nous ayons à faire des citations.

## De la manière de modifier les Passions par les procédés de l'hygiène.

L'homme possède de puissans moyens de rectifier ses passions dans les divers moyens hygiéniques, indépendamment des secours que lui fournissent la raison et la morale.

Les alimens, comme nous l'avons déjà fait voir, n'agissent pas seulement sur la vie matérielle de l'homme, ils influent aussi d'une manière irrésistible sur son existence morale. Les alimens doués de propriétés excitantes portent dans toute l'économie une ardeur et une exaltation qui vont retentir sur toute l'intelligence. Ces alimens devront être recherchés par tous les hommes débiles et privés de l'énergie morale indispensable à leur sexe, pourvu toutefois que cette débilité ne soit pas le produit de l'irritation chronique de quelqu'organe, auquel cas il faudrait au contraire s'interdire rigoureusement tout excitant. Les alimens doués de propriétés inverses seront la nourriture des hommes chez qui les passions ont trop d'exaltation; les écrivains médicaux sont pleins d'observations qui attestent les merveilleux effets du régime émollient sur les passions; tel a vu calmer des accès épouvantables de colère, par l'usage long-temps continué du lait et des farineux; tel autre a dissipé une noire hypocondrie par l'abstinence de tous alimens excitans; tel autre enfin, adonné aux travaux pénibles de la méditation, a dû renoncer à tout excitant, pour restituer à sa pensée une force et une lucidité qu'elle perdait par l'usage des substances stimulantes.

Mais c'est sur-tout les boissons fermentées qui exercent une vive influence sur les passions : on sait que le vin et les autres boissons fermentées peuvent en peu d'instans faire passer l'homme à l'état de fureur et de délire, le plonger dans une stupeur profonde, en un mot le soumettre à toute la série des phénomènes effrayans de l'ivresse. Si les passions des peuples modernes ont acquis une effervescence si grande, ce n'est pas trop avancer que de dire que les boissons fermentées y concourent pour une très-grande part. Combien d'écarts, de crimes, d'actes perversifs n'ont-ils pas eu cours sous cette dangereuse influence! Les hommes qui ont les passions vives, susceptibles de prendre un grand développement, doivent s'interdire l'usage des boissons fermentées, qui ne peuvent que favoriser ces périlleux débats où la raison

succombe si souvent sous les coups réitérés d'ardentes passions ; l'eau doit être leur boisson :
son usage est nécessaire pour amortir ces atteintes sans cesse renaissantes d'une organisation flagrante. Faisons des vœux pour que l'on
voie un jour l'usage modéré des boissons fermentées remplacer leur abus, qui est une source
immense de maux et de maladies.

L'air est aussi un puissant moyen pour modifier les passions. Sous une température froide ,
comme celle des climats septentrionaux, toute
l'énergie vitale , portée sur la peau , abandonne
les autres organes ; l'esprit participe à l'état de
stupeur et d'inertie où ils se trouvent presque
tous. Aussi ces pays ont-ils toujours été barbares et
impropres à la civilisation. Les habitans des zones
torrides, énervés par une chaleur excessive , qui
épuise à chaque instant leur sensibilité , sont indo-
lens, apathiques, incapables de grands efforts moraux et physiques; ils ont été de tout temps courbés
sous le joug du despotisme. Les hommes des climats tempérés, sous l'influence d'une température
douce, qui ne fait que mettre en jeu leur sensibilité
sans l'épuiser , sont le plus heureusement disposés
à l'exercice de l'intelligence. Chez eux, les sentimens sont nobles, grands, généreux; de tout
temps ils ont brillé par les travaux de l'intelli-

gence et l'élévation des passions. La variété des saisons ne contribue pas peu à ce grand développement moral, par le plus grand nombre d'idées qui en résultent pour eux, et par les modifications rapides et fréquemment répétées qu'elle imprime à la sensibilité. Les saisons les plus convenables au développement heureux des passions sont le printemps et l'automne. Ces deux saisons fournissent une température douce, des images riantes, qui, réfléchies sur le système nerveux, le provoquent à des sentimens et à des affections également doux. Les autres qualités de l'air, telles que l'humidité, l'électricité, etc., modifient pareillement les passions de l'homme, mais d'une manière moins sensible que les qualités précédemment exprimées.

Les lotions, les bains exercent aussi une action assez marquée sur les passions ; tout le monde sait que les bains tièdes sont de vrais calmans, qui agissent à la fois et sur le physique et sur le moral, et que les bains froids au contraire donnent à l'un et à l'autre de l'énergie et de la vigueur. La propreté fait aussi sentir son influence aux passions ; les soins d'ordre, d'économie et d'élégance qui la constituent, donnent à l'esprit l'impulsion des idées de sagesse et de prospérité.

Le massage, les frictions et autres procédés des Orientaux exaltent au contraire la sensibilité et excitent à la volupté.

## De l'Usage qu'on peut faire des passions pour la santé.

L'influence qu'exerce le moral sur le physique est un fait fort intéressant pour le médecin, qui trouve à chaque instant l'occasion de le mettre à profit dans le traitement des maladies. Tous les jours le médecin, ingénieux à pénétrer la situation morale de son malade, parvient par des paroles encourageantes à soutenir une santé dépérissante. Le nombre des gens guéris ou soulagés dans leurs maux par l'espoir vivement attaché à un remède ou à une pratique quelconque, qu'on leur avait recommandé, est considérable. Beaucoup de fièvres intermittentes, rebelles, insaisissables par tous les moyens de l'art, ont quelquefois cédé à une vive persuasion ingérée dans l'esprit du malade, touchant tel ou tel remède, telle ou telle pratique. Dans les maladies nerveuses, dans l'hypocondrie spécialement, la persuasion peut exercer le plus grand empire sur le malade.

Pourquoi faut-il qu'un moyen si noble et auquel un médecin éclairé doit donner une place distinguée dans sa thérapeutique ; pourquoi faut-il que le charlatanisme et la présomptueuse ignorance s'en emparent pour se prévaloir aux yeux de la multitude, en lui faisant dédaigner les lumières d'un homme modeste et simple , qui méprise les voies de l'intrigue et de la jonglerie ? Au milieu de quelques succès qu'opère ainsi le charlatanisme, combien de revers, combien de maux survenus par sa témérité et son impéritie ! Faisons des vœux pour que l'éducation améliorée du peuple lui permette de faire un meilleur choix de ses bienfaiteurs.

### *Du Sommeil.*

Moins heureusement partagés que les organes de la vie végétative, ceux de la vie de relation ont besoin de repos. Après un temps plus ou moins considérable de veille marqué pour la plupart des hommes par la durée du jour , l'homme est pris d'un sentiment général de fatigue et d'épuisement ; les sens se refusent à leurs excitans naturels ; la tête devient lourde, pesante ; la pensée ne jaillit plus avec la même facilité ; elle manque de précision , de promptitude , vient même un moment où elle est tout-à-fait impossible. L'homme éprouve une grande difficulté à se mouvoir, les paupières se ferment, les muscles tombent dans le relâchement, et le tronc abandonne sa rectitude naturelle. Pendant que ces phénomènes ont lieu dans la vie de relation, ceux de la vie végétative sont sensiblement modifiés : la circulation et la respiration se ralentissent, la chaleur animale est diminuée, la transpiration cutanée augmentée ; la digestion est plus lente. Si tous ces phénomènes sont accompagnés de la perte du sentiment, l'homme est dit être dans l'état de sommeil.

Le sommeil, quand il est paisible et d'une durée convenable, est éminemment salubre et réparateur ; il redonne à tous les organes cette énergie, cette vivacité, qui incessamment s'épuisent durant la veille ; mais c'est sur-tout les organes de la vie de relation qui se ressentent de son action bienfaisante. Les sens extérieurs, redevenus sensibles, se prêtent, avec une sorte de volupté, à l'action de leurs modificateurs. Le cerveau lui-même a acquis une facilité, une aptitude à ses fonctions, qui, avec raison, ont fait considérer le moment du réveil comme le plus propre aux travaux de l'entendement.

Il est difficile de fixer d'une manière positive la durée du sommeil ; cette mesure doit être relative aux circonstances variables de l'organisation et des habitudes.

Dans le premier âge et dans celui de la vieillesse on dort beaucoup plus que dans l'âge adulte : les hommes nerveux, si excitables, beaucoup plus promptement épuisés que d'autres, ont besoin d'une plus grande somme de sommeil. Les professions qui exercent beaucoup l'intelligence en exigent également davantage que celles qui ne font qu'agir les muscles. Les climats chauds, où l'excitation est permanente, requièrent également un temps plus considérable de sommeil que les climats tempérés. En parlant d'une façon générale, nous pouvons dire que huit heures suffisent à un homme bien portant et neuf heures aux hommes débiles.

Le sommeil, quand il est trop prolongé, a l'inconvénient d'imprimer à toute l'économie une disposition molle et nonchalante. Le cerveau et les sens tombent dans l'hébétude, les muscles oisifs perdent leur faculté contractile, et un embonpoint prodigieux survient. L'homme, alors incapable de grands mouvemens musculaires et des grands actes de l'intelligence, a toute son existence circonscrite dans le domaine de la vie végétative.

Le sommeil trop court a aussi de graves inconvéniens : le cerveau et les sens extérieurs, incomplètement réparés, exécutent avec peine leurs fonctions, les sensations sont languissantes, confuses, la pensée se forme avec peine, embarras, la mémoire est obscurcie, le jugement impuissant, les membres sont lourds et douloureux, les mouvemens difficiles, le caractère est chagrin, inquiet. Lorsque cet excès est répété souvent, l'homme tombe dans un état de marasme profond, accompagné de l'altération de quelque organe. La plus ordinaire est celle du système nerveux.

Sans contredit, le moment le plus favorable pour le sommeil est celui de la nuit, où la nature retire aux sens leurs excitans naturels; on ne peut considérer que comme un abus déplorable cette coutume des grandes villes, de faire du jour la nuit et de la nuit le jour. Le jour est le moment de la veille, la nuit celui du repos : tel est l'ordre de la nature. Il ne peut y avoir d'exception à cette règle que dans les pays chauds, où l'ardeur excessive de la chaleur, en épuisant incessamment la sensibilité, rend indispensable une réparation prochaine qu'on prend dans le jour. Ce repos, connu dans les pays chauds sous le nom de sieste, a l'inconvénient, pour les hommes qui n'en ont pas l'habitude, d'occasionner des indigestions et un sentiment incommode de lourdeur, qui se prolonge un temps plus ou moins long.

Les circonstances qui favorisent le sommeil sont la circulation libre de l'air dans des appartemens d'une vaste étendue, une température moyenne en hiver, une température fraîche en été. Le lit de repos doit se composer d'une couche modérément flexible et chaude : les couches trop molles et trop chaudes, en exaltant la sensibilité de la peau, rendent le corps plus susceptible des atteintes extérieures ; elles excitent aussi une transpiration abondante qui agit comme un vrai débilitant. La laine devrait faire la matière des matelas d'hiver, et le crin celle des matelas d'été. Les draps de lit, moyen précieux de propreté pour la couche, doivent être renouvelés fréquemment. Le corps doit être libre de toute ligature, la tête placée sur un plan plus élevé que tout le reste du corps. On est dans l'usage de se couvrir la tête la nuit, c'est un usage mauvais : ces enveloppes plus ou moins chaudes prédisposent aux conjestions cérébrales, et occasionnent une transpiration plus ou moins abondante dans cette partie, qui la rend plus susceptible des altérations apportées par un air froid et humide.

Le sommeil est favorisé par des habitudes douces, uniformes ; les excès l'éloignent ; une alimentation modérée, un exercice léger prédisposent à un bon sommeil ; la lumière, le bruit,

tout ce qui peut aller mettre en jeu la sensibilité
le fait fuir ; il est cependant certains bruits
monotones qui le favorisent et le provoquent
même.

### Des Rêves.

Le cerveau n'est pas toujours dans un repos
absolu durant le sommeil. Lorsqu'une ou plusieurs de ses facultés s'exercent sans le concours
des autres, de ce défaut d'harmonie entre toutes
les facultés de l'entendement, résulte une pensée
plus ou moins bizarre, plus ou moins extraordinaire, qu'on nomme rêve. Les rêves sont pro-
voqués par un état d'excitation trop considérable
durant la veille, ou par la souffrance de quelque
organe. Les indigestions en occasionnent souvent
de pénibles, connus dans le monde sous le nom
de cauchemar. Les rêves sont assez relatifs à la
disposition où se trouvait l'esprit durant la veille :
ainsi, si l'esprit a été gai, les rêves seront agréables, rians ; s'il a été triste, les rêves seront
ténébreux, effrayans. Les personnes sujettes à
cette incommodité la préviendront par un régime plus modéré durant la veille, par l'emploi
des bains tièdes et sur-tout en évitant de manger
le soir immédiatement avant de se coucher :
cette mauvaise habitude les produit presqu'infail-
liblement Les rêves, produits inconséquens de

la pensée, ne peuvent exercer d'influence que sur les personnes peu éclairées et superstitieuses.

## CHAPITRE II.

### *De l'hygiène de la Locomotion.*

Le système nerveux n'est pas seulement destiné à percevoir des impressions, et à les réduire en pensées : ce même cerveau, siége de la pensée, tient aussi le mouvement sous son influence : c'est dans le cerveau qu'est secrété le principe qui va, par l'intermédiaire des nerfs, fournir aux muscles la faculté de se mouvoir. Il est bien vraisemblable que dans le cerveau il y a des parties destinées spécialement et pour la locomotion et pour la pensée ; et que dans les filets nerveux il y en a, les uns chargés de porter les impressions, d'autres de transmettre la cause du mouvement.

La voix, l'exercice et les professions sont des effets variés de la faculté locomotrice : nous allons en parler successivement.

### *Effets de la Voix et de la Parole sur l'économie animale.*

La voix est un organe éminemment complexe : son siége principal est dans le larynx, petit organe fibrocartilagineux , logé entre les poumons et la mâchoire inférieure, à la partie supérieure du col. Un appareil de petits muscles met en mouvement des cartilages mobiles , qui font éprouver une première modification à l'air chassé de la poitrine. Le voile du palais, les fosses nasales , la langue , les dents et les lèvres apportent successivement de nouvelles modifications à l'air. Le résultat de toutes ces modifications est la voix.

La voix est une fonction grandement importante : c'est par elle que l'homme exprime ses pensées , ses désirs et leurs nuances infinies. La voix est inarticulée , articulée ou scandée. La voix inarticulée est un langage assez borné : il fut celui des premiers hommes qui se rencontrant , sentirent instantanément le besoin de s'exprimer leur surprise et leur joie , et ne le purent que dans un langage rude et imparfait, produit d'un premier essai. Le langage articulé, fruit de l'art , plus riche , plus flexible , plus nombreux , se prête à l'expression de toutes les variétés de la pensée ; la voix exerce un prestige puissant sur l'ouie : elle est l'occasion de très-vives préventions. Ses impressions sur les individus d'une ouie très-sensible , sont presque décisives.

L'exercice modéré de la voix, tel que celui

qui résulte de la lecture hautement faite, donne à la parole plus de fermeté, plus de facilité, plus d'expression; il a une influence utile sur le poumon, qu'il développe, qu'il agrandit; nous ne dirons rien ici des effets de la voix scandée ou du chant, sur l'économie animale : nous en avons beaucoup parlé au sujet de l'ouie, il n'en sera pas ici de nouveau question.

Lorsque les efforts de la voix sont fort considérables, ce qui arrive souvent dans la déclamation ou dans le chant, des hémorragies plus ou moins graves, et l'irritation chronique du poumon ou du larynx, peuvent s'ensuivre.

La voix, cet organe si riche en sensations variées, en prestiges, est un organe généralement négligé; à peine quelques personnes dans la classe aisée de la société s'étudient-elles à en cultiver les riches modulations. Les langues qui favorisent le plus les effets de la voix, sont celles qui sont le plus accentuées, comme les langues méridionales.

Beaucoup de personnes sont sujettes à un bégaiement incommode, et pour elles et pour les personnes qui les entendent. Lorsque l'art chirurgical est impuissant pour mettre un terme à cette infirmité, il reste encore un espoir dans l'exercice fréquemment répété de la voix, et dans son application constante à prononcer purement et nettement. Quelques personnes qui avaient, en raison de la nature de leurs occupations, le plus grand intérêt à détruire cette infirmité, y ont réussi par cette méthode opiniâtrement pratiquée.

Les cris sont encore une modification de la voix ; le cri porte la terreur et l'effroi dans l'esprit de celui qui en est frappé. Le cri est le langage de la douleur et de toutes les passions tristes ; le cri exerce le poumon d'une façon excessivement active. Pendant les rapides et laborieuses inspirations et expirations qu'il nécessite, le cerveau s'engorge, les jugulaires se distendent, le visage se gonfle et se violasse. On a vu souvent des cris prolongés occasionner des syncopes ou des attaques d'apoplexie. Les nourrices doivent tout faire pour les prévenir et les modérer chez les jeunes enfans confiés à leurs soins, où leur action longuement continuée peut occasionner les accidens susmentionnés.

*Influence des différens agens de l'hygiène sur la voix.*

Une alimentation trop copieuse porte un tort réel à la voix. La voix perd alors dans le bas et dans le haut, mais sur-tout dans le haut ; c'est ce qui arrive souvent aux chanteurs de profession.

Les substances âcres, acides, épicées exercent sympathiquement sur les organes vocaux une irritation qui nuit à la perfection de leur fonction.

Les boissons alcooliques ont aussi l'inconvénient d'altérer la voix. On sait que les hommes qui boivent beaucoup finissent tôt ou tard par avoir une raucité bien remarquable dans la voix.

L'air influence aussi la voix ; elle est plus sonore, plus brillante dans un air dense, comme la température froide sèche de l'hiver, que dans un air dilaté par l'humidité ou la chaleur, par la raison que la première constitution aérienne communique mieux les ondes sonores.

L'air agit aussi sur les organes vocaux, en influençant leurs tissus. L'air froid, froid humide sur-tout, les irrite ; les personnes susceptibles de cette irritation des organes vocaux, devront s'habituer graduellement à aller le col découvert en toute saison, afin de diminuer la susceptibilité trop grande de ces organes, qui finissent souvent par être frappés de phlegmagie chronique.

Mais rien n'influence la voix comme les passions ; flexible à tous leurs mouvemens, elle les indique tour-à-tour avec une éloquence supérieure à toute autre; elle est sonore, éclatante, dans les passions ardentes, tendre, plaintive, dans les passions tristes, et partage avec la physionomie et le geste la faculté de les rendre sensibles au-dehors.

### De l'Exercice.

C'est toujours les anciens que l'on doit invoquer chaque fois qu'il est question de quelque bonne institution hygiénique. Sous les noms de palestrique et de cholestrique, les Romains et les Grecs avaient des jeux et des exercices nombreux qui ne contribuaient pas moins à fortifier la santé qu'à développer les forces et les graces du corps.

Les jeux de la palestrique concouraient plus spécialement à fortifier le corps, et ceux de la cholestrique s'appliquaient davantage à lui donner de la grace. Les premiers consistaient en la lutte, la course, le pugilat, le pancrasse, le jeu du disque, etc. Ceux de la cholestrique se composaient des attitudes et des mouvemens variés et élégans de la danse : ces institutions, bonnes dans leur origine, s'altérèrent par la suite des temps ; ainsi les jeux de la palestrique dégénérèrent chez les Romains en de sanglantes arènes où plus d'un malheureux gladiateur vint assouvir de son sang une populace effrénée, qui, déshéritéedes antiques vertus de ses ancêtres, ne demandait plus à ses tribuns que du pain et des cirques. Ceux de la cholestrique éprouvèrent aussi une altération sensible ; ces danses légères, gracieuses, furent transformées en mouvemens lascifs, indécens, chargés d'aller provoquer des sens appesantis, blasés et épuisés par la débauche.

## *Effets de l'exercice sur l'économie animale.*

L'effet le plus immédiat de l'exercice se passe dans le muscle qui exécute la contraction nécessaire pour le produire. Ce muscle devient un centre de fluxion, où le sang se porte en quantité considérable, ainsi que l'innervation chargée de fournir au muscle sa contractilité ; sous cette double influence, le muscle prend une nourriture abondante, qui lui donne un développement excessif ; et si ce même mouvement est souvent répété, le muscle acquiert une grande précision d'exécution, et ce perfectionnement peut être poussé par l'habitude et l'étude indéfiniment. Par une loi constante de l'économie animale, l'excitation communiquée aux muscles se transporte sympathiquement aux autres organes, qui participent plus ou moins à cet accroissement de vitalité, en raison de leurs relations avec les muscles contractés. Les digestions se font avec plus de facilité, l'appétit est plus vif, la respiration est plus pleine, les secrétions et les excrétions plus abondantes; les sens acquièrent plus de finesse, plus de sagacité, sur-tout celui ou ceux qui sont plus particulièrement en activité dans le genre d'exercice que l'on fait.

L'exercice souvent répété, développe dans le cerveau la partie de cet organe destinée à la contractilité, au détriment de celle où réside l'intelligence; aussi remarque-t-on que les hommes adonnés à de forts exercices musculaires brillent rarement par les attributs de l'esprit. Cette connaissance est infiniment intéressante pour le médecin praticien, dans la direction des maladies caractérisées par la prédominance de l'intelligence, que l'on peut affaiblir par l'exercice des muscles.

*De l'Influence des agens hygiéniques sur l'exercice musculaire.*

Toutes les substances excitantes qui réveillent puissamment l'action de l'estomac contribuent à développer la contractilité musculaire; mais cette propriété sera subordonnée à la circonstance de la non irritation de l'estomac, par ces substances, ce qui arrive fréquemment. Une quantité modérée de matière excitante sera le moyen le plus puissant d'entretenir dans un état de prospérité les forces musculaires. Chez l'homme dont l'estomac sera irrité, ce n'est pas, comme on le croit généralement et à tort, que par l'usage des substances excitantes que les forces se répareront : les substances douces et calmantes, en diminuant l'irritation de l'estomac, faciliteront le retour de l'équilibre de la santé et partant celui des forces.

La contractilité musculaire sera également favorisée par la respiration d'un air pur, sec et froid, par l'hiver, le printemps, l'automne, et les momens de la journée, comme le soir et le matin, qui fournissent la température la plus froide. Les climats froids, les pays montueux, les bains froids, et spécialement ceux pris dans l'eau courante, la tempérance, activeront la contractilité musculaire.

Toutes les circonstances inverses de celles que nous venons d'énumérer tendent à affaiblir la contractilité musculaire.

L'âge adulte est celui où la contractilité musculaire jouit de la plus grande énergie ; elle est plus développée chez l'homme que chez la femme ; elle s'affaiblit par l'âge : les sujets où domine l'appareil gastro-hépatique sont ceux qui sont doués de la plus forte contractilité musculaire, à la différence des sujets nerveux, chez lesquels elle est faible et facilement épuisable.

Nous allons traiter des divers mouvemens, sous deux sections : celle des mouvemens actifs, que nous exécutons par nos propres efforts, et celle des mouvemens passifs, qui nous sont communiqués par d'autres corps en mouvement.

## EXERCICES ACTIFS.

### *De la Marche.*

La marche résulte de la succession des pas ; le pas s'exécute de la manière suivante : la jambe est fléchie sur la cuisse, la cuisse sur le bassin ; nous étendons ce membre, il tombe et se trouve porté en avant, ainsi que le corps, qui a été incliné en avant. Le membre resté en arrière, exécute un mouvement en tout semblable au premier, pendant que le bassin éprouve un mouvement de rotation autour de la tête du fémur. La marche varie suivant l'inclinaison du plan sur lequel elle s'exerce : si l'on marche sur un plan ascendant, l'effort des muscles antérieurs de la cuisse, pour appeler le tronc en avant, beaucoup plus considérable que sur un plan horizontal, rend la marche sur le plan ascendant plus fatigante que sur le plan horizontal. Dans un plan descendant, lès contractions des muscles postérieurs du tronc pour empêcher la chute du corps en avant, font encore que cette marche est plus pénible que celle qui s'exécute sur le plan horizontal. Les muscles des membres inférieurs, presque seuls exercés dans la marche, sont aussi les seuls à en éprouver les bénéfices. La marche imprime à tous les organes des secousses légères qui favorisent leur développement et leurs fonctions ; la circulation et la respiration sont considérablement accélérées par la marche ; la marche sera d'autant plus favorable à la santé, qu'on aura soin d'exercer simultanément les muscles des membres inférieurs et ceux des membres supérieurs, qu'elle s'exécutera dans des lieux agréables, d'une température douce et d'un air pur : son influence sur l'économie sera d'autant plus sensible, qu'elle sera plus difficile et plus laborieuse par la disposition ascendante et descendante des lieux.

## Du Saut.

Le saut résulte d'un effort de projection imprimé au tronc, qui le force d'abandonner le sol. Dans ce mouvement, les muscles des membres inférieurs sont fléchis et contractés avec violence, et le sol étant inflexible contre la force qui le comprime, l'effort se termine par une projection du corps dans l'espace. Le saut exerce d'une manière plus active les forces musculaires que la marche. Ses résultats secondaires sur l'économie animale sont analogues à ceux de la marche. L'exercice répété du saut donne une prédominance remarquable de force, de légèreté et d'adresse aux muscles des membres inférieurs.

## De la Course.

La course résulte d'une série de sauts alternatifs exécutés par les deux membres inférieurs. Un phénomène particulier caractérise la course, c'est la fréquence extrème de la respiration : ce phénomène est la conséquence de l'état de tension des parois de la poitrine destinée à fournir un point fixe aux muscles chargés d'exécuter la course. Les mouvemens d'inspiration et d'expiration devant être faibles, pour ne pas rompre cette immobilité de la poitrine, l'individu qui court est obligé de multiplier ce double mouvement pour compenser son insuffisance. Les muscles des membres inférieurs ne sont pas seuls exercés dans la course ; ceux des membres supérieurs sont dans un état de contraction permanente : le cœur se contracte fortement, le pou-

mon est dans une activité considérable. La course,
quand elle est trop rapide et exécutée sur-tout
sur un terrain ascendant, difficile et avec des
efforts supérieurs aux forces des coureurs, peut
déterminer des hémorragies pulmonaires, des
anévrismes du cœur, des ruptures du dia-
phragme et des hernies. La course, par la grande
déperdition qu'elle occasionne, réduit le corps,
quand elle est souvent répétée, à l'état de sécheresse ; elle donne au corps de la légèreté, de
la grace et de la vigueur.

### De la Danse.

La danse, à laquelle se livrent les adultes des
deux sexes, serait un exercice fort utile pour la
beauté du corps dont elle favorise et développe
les graces, et pour la santé, par la réaction salutaire qu'exerce sur tous les organes le mouvement des jambes qu'elle met en action, si, dans
notre manière d'être, tous ces avantages n'étaient
balancés, et au-delà, par les inconvéniens résultant des vêtemens étroits dans lesquels les jeunes
gens des deux sexes sont forcés de s'emprisonner,
pour obéir à un préjugé, le plus ridicule de tous,
qu'on appelle la mode, par ceux qu'amène un
exercice pris dans un temps consacré au repos,
dans des lieux éclairés par des lumières artifi-

cielles, où la petite quantité d'air est promptement absorbée et par les corps en combustion, et par les nombreux assistans. Il est aussi bien peu de personnes qui, en sortant de ces lieux, sachent prendre les précautions qu'exige la transition d'un lieu chaud à un lieu froid. La danse, que ses premiers inventeurs exécutaient en plein air, en plein jour, au milieu des images riantes de la nature, était un exercice utile et agréable; abusive comme elle l'est chez les peuples modernes, elle ne peut être considérée que comme un exercice nuisible et dangereux.

## De la Natation.

C'est par l'art que l'homme et la plupart des mammifères se soutiennent à la surface de l'eau. Plus pesans que le poids du volume d'eau qu'ils déplacent, forcément ils seraient submergés, s'ils ne compensaient ce désavantage en multipliant leur surface par le mouvement. Les animaux n'ont pas besoin d'instruction pour pratiquer cet artifice; tous nagent naturellement. Pour l'homme, la natation est le résultat d'un apprentissage : cette différence entre eux à cet égard est journellement résolue par la considération de la peur dont l'homme serait plus susceptible que les animaux. Il serait peut-être plus rationel d'en chercher la cause dans la différence des organisations.

La natation est l'exercice le plus utile, le plus salutaire auquel l'homme puisse se livrer. Plus éminemment que tout autre, il favorise le développement du corps par le jeu de tous les muscles qu'il nécessite. La percution de la peau par l'eau la raffermit et la relève de la débilitation profonde où la plonge l'ardeur brûlante de l'été. La température froide du bain la tempère ainsi que tous les autres organes auxquels elle fait éprouver un sentiment délicieux de fraîcheur. Nous ne nous arrêterons pas à la description des différens modes de la natation ; variés dans leurs formes, plus ou moins gracieux, plus ou moins laborieux, ils se réunissent tous dans un effet commun, celui de développer le système musculaire.

Cet exercice devrait être pratiqué par tous les enfans du sexe masculin, auxquels il prépare une santé vigoureuse et fournit une garantie de plus pour la conservation de leur existence. De combien d'hommes la France ne serait-elle pas riche encore, si, pendant les guerres qu'elle livrait à toute l'Europe, tous ses soldats avaient été nageurs ! Combien de milliers d'hommes périrent, faute de savoir nager, dans les fleuves nombreux qu'ils eurent à traverser, vainqueurs ou vaincus!

L'eau des rivières n'est pas toujours convenable pour prendre des bains : les saisons y apportent d'abord une modification sensible ; en hiver les eaux sont froides, tièdes en été. L'été est la saison presque exclusive des bains; peu d'hommes sont assez vigoureux et assez attentifs aux intérêts de leur santé pour se baigner en toute saison.

Des différentes heures de la journée, la plus convenable pour le bain serait naturellement celle où il fait le plus de chaud, s'il était possible de prendre le bain dans une rivière ombragée par des arbres riverains ; mais la vive insolation qui résulte de leur privation dans la plupart des rivières rend préférables les heures du matin et du soir.

Les pluies peuvent aussi apporter des changemens dans les eaux des rivières. Les substances terreuses qu'elles détachent et qu'elles entraînent dans leurs eaux, où elles sont tenues en dissolution ou en suspension, agissent sur la peau comme substances irritantes, et peuvent y déterminer des irritations manifestées par des éruptions de formes variées. Mais la considération de ces inconvéniens, qui sont réels, ne doit pas rendre les habitans de certaines rivières pusillanimes à ce point de renoncer aux bains, à l'apparition de la moindre goutte d'eau.

### De la Chasse.

La chasse, comme la natation, agit sur toutes les parties musculaires : exercice des parties inférieures par la marche, la course, le saut ; exercice des parties supérieures par le maniement de l'arme dont se sert le chasseur. Mais à des avantages déjà si grands pour la santé, elle réunit les suivans : développement des sens, leur perfectionnement par la nécessité de s'en servir souvent. L'oreille du chasseur doit être continuellement attentive pour surprendre le bruit de la proie qu'il poursuit ; par le sens de la vue, il cherche à la deviner, à la pénétrer au loin ; son odorat, sensible aux émanations, le met sur la voie de l'animal qu'il veut attaquer. Le chasseur, dominé par l'idée d'atteindre sa proie, s'expose à un soleil ardent, au froid rigoureux, à une pluie pénétrante ; il supporte les rigueurs de la faim et de la soif ; il devient ingénieux par la nécessité d'imaginer à chaque instant des ruses et des artifices.

La chasse, en occupant si activement le corps, ne permet qu'une faible culture de l'esprit. On peut l'employer avec succès pour affaiblir un développement moral trop prédominant, nuisible à la santé. La chasse conviendra beaucoup aux gens mélancoliques; elle sera un utile délassement pour l'habitant des villes, qui laisse dans un oubli presque permanent sa force musculaire. Les hommes qui s'y livrent habituellement sont éminemment propres à la guerre, dont elle est l'image, et dont elle représente toutes les scènes en petit. La chasse a aussi ses inconvéniens : des rhumatismes et des névralgies chroniques résultent quelquefois de cette exposition fréquente aux intempéries aériennes.

### De l'Escrime.

Si le funeste préjugé du duel n'asservissait pas encore toute l'Europe, signalant tous les jours son existence par des événemens désastreux, l'escrime est un exercice qu'il faudrait recommander dans l'éducation des jeunes gens. L'escrime met en exercice les muscles de tout le corps, ceux spécialement des membres supérieurs, inférieurs, et ceux qui réunissent le bras à la poitrine. L'escrime, en développant ces muscles, agit secondairement sur toute l'économie; elle donne de l'adresse, de la légèreté à la main, de la précision, de la justesse à la vue, au corps de l'aisance, de l'aplomb, des poses gracieuses et nobles ; elle agrandit la capacité de la poitrine ; mais, dans l'état actuel de nos mœurs, on ne peut considérer l'enseignement de cet art que comme très-pernicieux à la morale publique et funeste au repos de la société.

Il est encore une série nombreuse d'exercices que nous ne décrirons pas : il suffira d'avoir bien compris le mécanisme, et les effets des exercices précédens, pour justement apprécier ceux que nous négligeons ici : c'est à chacun à faire le choix de l'exercice le plus convenable pour développer la partie faible de son organisation.

## DES EXERCICES PASSIFS.

Dans les exercices actifs, nous avons vu la contraction musculaire mettre en jeu l'innervation et la circulation ; nous avons vu les grands mouvemens qu'elle occasionne ne s'accomplir que par une déperdition plus ou moins grande. Dans les exercices passifs, au contraire, l'innervation, la circulation et la contractilité musculaire ne sont que faiblement influencées ; le corps est bien mu, mais ce mouvement n'est que de communication. Ce mouvement communiqué donne à tous les organes un ébranlement, une commotion qui n'exercent qu'un degré modéré d'activité sur leurs fonctions ; mais d'autre part, la déperdition étant bien moindre que dans les exercices actifs, les organes, et sur-tout le système cellulaire, sont abreuvés de sucs, et les individus qui s'y livrent exclusivement acquièrent un embonpoint considérable.

### De la Progression en voiture.

La progression en voiture occasionne un ébranlement relatif à la suspension plus ou moins douce de la voiture. Les voitures pourvues de ressorts très-élastiques en déterminent un qui est à peine sensible. Les voitures mal suspendues ou celles qui ne le sont pas du tout procurent une commotion plus ou moins vive, qui va pour quelques personnes irritables jusqu'à la souffrance. L'ébranlement de la voiture est encore relatif à la disposition du terrain qui est uni ou raboteux, et encore à l'état de la course qui est lente ou rapide; les personnes qui voudront influencer leur santé par l'ébranlement de la voiture, devront se faire transporter dans une voiture d'une suspension moyenne, sur un sol légèrement raboteux, et aller d'une course modérée. L'exercice en voiture conviendra aux gens débiles, aux hommes nerveux, aux convalescens et aux personnes atteintes de maladies chroniques, qui n'ont pas de forces suffisantes pour prendre activement l'exercice.

### De la Litière, et de la Chaise à porteur.

Le transport dans la chaise à porteur produit une secousse presqu'insensible. Ce transport ne peut convenir qu'aux malades, pour qui le moindre ébranlement est une atteinte redoutable. L'homme jeune, bien portant et vigoureux, qui se sert d'un pareil transport, ne peut qu'appitoyer le passant qui le voit se pavaner dans un luxe aussi odieux que ridicule.

### De la Navigation.

Les mouvemens qu'imprime au corps la navigation sont faibles ou forts : les premiers sont comparables à ceux qu'exerce le transport dans une voiture mollement suspendue ; les seconds, résultant d'un roulis et d'un tangage fort prononcés, produisent des souffrances très-vives : leurs effets les plus ordinaires sont une anxiété extrême, à laquelle succède du tremblement, des frissons, des sueurs froides, des nausées, des vomissemens, des vertiges, l'indifférence profonde de la vie, un mal être général dont rien ne saurait donner une idée, que celui qu'éprouvent quelques personnes en walsant, en jouant au jeu de bagues,

ou en se balançant sur une escarpolette; sans
doute, des modifications si profondes de tout
l'organisme ne peuvent s'exercer sans laisser des
traces bien sensibles ; aussi, si les hommes vigoureux relèvent facilement de ces atteintes, il n'en
est pas de même des hommes débiles et nerveux; j'ai à ma connaissance beaucoup de névro-
pathiques qui ont vu empirer leurs maux par la
navigation; mais les voyages maritimes à côté
de ces inconvéniens offrent de grands avantages:
la grandeur du spectacle que la mer offre incessamment à la vue, cette vie éminemment active
de la mer, l'action d'un air pur et continuellement mobile, la variété des lieux, les distrac-
tions d'une vie si agitée, peuvent fournir une
utile révulsion contre les chagrins de la mélancolie. L'on sait que les Anglais font voyager sur
mer tous leurs mélancoliques, et que beaucoup
éprouvent de grands soulagemens de ces voyages.
Leurs phthysiques sont aussi embarqués; sans
doute par les nombreuses révulsions qu'occasionnent les accidens de la mer, ces voyages
peuvent leur être favorables; mais ce qui peut
encore plus puissamment aider leur guérison,
c'est la respiration d'un air plus doux et plus
tempéré que celui de leur pays; car tous sont
dirigés sur les climats chauds.

Les inconvéniens de la navigation sont le scorbut, maladie cruelle, résultante de la privation d'eau pure, et d'alimens végétaux et animaux, frais.

On conçoit facilement que la navigation ne sera favorable qu'autant qu'on pourra se soustraire à cette influence fâcheuse : grâce aux progrès croissans de l'industrie humaine, on peut maintenant avoir à bord des eaux pures et des alimens végétaux frais, pendant tout le cours d'une longue navigation.

### De l'Équitation.

L'exercice de l'équitation n'est pas purement passif. Le soin de gouverner son cheval, la rectitude du tronc que le cavalier est chargé de maintenir, nécessitent assez d'efforts musculaires pour qu'un sentiment de fatigue puisse résulter d'une course un peu longue à cheval. l'ébranlement que communique le cheval est relatif à ses divers mouvemens, à l'organisation de ses jambes, qui décomposent d'autant mieux le mouvement, qu'elles sont plus flexibles, plus contractiles, à la disposition du terrain sur lequel se fait la course. Le mouvement du cheval plait généralement à tous les hommes : aux douceurs du transport de la voiture, il réu-

nit l'avantage de la liberté de tout le corps,
d'un contact plus immédiat avec l'air. Une plus
grande célérité dans les mouvemens, la légère
activité qu'ils occasiónnent, l'intérêt que prend
le cavalier à l'animal qu'il gouverne, en font
généralement un plaisir plus recherché que celui
de la voiture.

On a prétendu que l'habitude de monter à
cheval atrophiait à la longue les testicules, et
par là, rendait impropre à la génération ; cette
observation n'est pas exacte, du moins pour nos
cavaliers modernes ; au contraire, l'ébranlement
que communique à ces parties le mouvement du
cheval, les prédispose à l'exercice de leur fonction ; mais un des inconvéniens du mouvement
du cheval, est d'occasionner le relâchement des
tissus du ventre et un embonpoint considérable
de ces mêmes parties. On peut prévenir ce double
désavantage au moyen de ceintures élastiques
convenablement serrées. L'équitation produit
aussi souvent des hernies inguinales. Les personnes qui sont atteintes de cette infirmité
ne devront jamais monter à cheval sans s'être
appliqué à l'ouverture inguinale un bandage
herniaire, sous peine, dans une sortie volumi-
neuse de l'intestin, occasionnée par le mouvement du cheval, de voir s'étrangler leur hernie.

Il est encore d'autres exercices passifs auxquels on se livre par amusement, tels que l'escarpolette et le jeu de bagues ; ces jeux impriment
au corps un mouvement très-doux et très-agréable, sur-tout celui de l'escarpolette. Il est néanmoins beaucoup de personnes, les hommes
nerveux principalement, qui ne peuvent supporter sans inconvénient l'impulsion circulaire
qu'ils impriment à tout le corps ; ces personnes
sont saisies de nausées, de vertiges, de tremblemens, de sueurs froides, et d'un malaise en tout
analogue au mal de mer.

## Des Professions.

Peu de sujets de l'hygiène sont aussi dignes de
fixer l'attention du médecin philosophe que celui
des professions considérées sous un point de vue
hygiénique. Les professions sont une source
nombreuse de maladies.

L'homme de la nature, soumis à un très-petit
nombre de besoins, les satisfait lui-même, et,
dans les efforts qu'il fait pour en atteindre l'objet, il trouve un moyen puissant de santé. C'est
en plein air qu'il contracte ses muscles lorsqu'il
recherche sa proie ; c'est en plein air qu'il respire ; il ne se meut que suivant ses désirs ; le pre-

mier sentiment de fatigue suspend ses efforts. Si quelque objet affecte désagréablement ses sens, il s'en éloigne : continuellement à la surface de la terre, il ne va pas dans son sein respirer des exhalaisons malsaines; plus attentif à sa personne, il ne néglige aucun moyen de propreté. Sa vie est l'image de celle de ces animaux heureux qui jouissent encore de la liberté. Comme eux il recherche ses aises, ses convenances, suit sans contrainte ses appétits, ses impulsions, et exerce en paix une liberté dont les conséquences infaillibles sont la santé et le bonheur.

Sous ces rapports plus misérable, l'homme de la civilisation en naissant contracte des devoirs et des obligations. Les besoins nombreux de cette civilisation, que pourra de beaucoup réduire l'esprit philosophique, lorsqu'il aura plus avant pénétré dans nos mœurs, imposent des charges considérables. L'état de civilisation commande à tout homme civilisé d'être utile à ses semblables dont il reçoit à chaque instant des services. Il n'y a que des préjugés barbares et déplorables qui aient pu flétrir du mépris l'homme laborieux et accorder des honneurs et des distinctions à l'homme oisif et improducteur. Mais, dans cette ferveur générale, dans ce concours commun des forces humaines vers les grands résultats de la civilisation, toutes les destinées ne sont pas les mêmes, tous les hommes ne travaillent pas sous les mêmes chances. Les uns accomplissent sans risques, sans périls, dans le calme et l'exercice de la plus parfaite santé, une tâche facile; d'autres sont incessamment exposés à des accidens plus ou moins nombreux, plus ou moins graves. Les plus malheureux enfin, dans un terme souvent peu reculé, doivent irrévocablement être privés de la santé et périr sous l'influence de la profession à laquelle ils se sont livrés.

Le devoir d'une administration éclairée et bienfaisante est d'encourager les efforts des hommes philanthropes et savans, qui consacrent leurs veilles à diminuer ces périls, en introduisant dans les arts des perfectionnemens indispensables.

Le devoir d'un médecin philosophe est de leur signaler l'objet de leurs recherches et d'indiquer à la société ces professions dangereuses, afin que chacun ne les entreprenne qu'en connaissance de cause, et qu'elles soient évitées par les hommes débiles, dont la santé s'y épuiserait plus prématurément.

Les professions peuvent se diviser en celles qui exercent spécialement le cerveau, en celles qui emploient en trop les forces musculaires, en celles qui les emploient en moins, en celles qui soumettent le corps à des positions gênantes et forcées, et en celles où l'ouvrier est exposé à l'action pernicieuse de quelque gaz délétère.

### Des Professions qui exercent le cerveau.

Les professions qui exercent activement le cerveau, comme la culture des lettres, des sciences et des arts, prédisposent l'homme à une foule d'altérations, dont les plus communes et les plus dangereuses sont celles du cerveau.

L'hygiène fournit des moyens puissans d'atténuer les mauvais effets résultans d'une étude trop assidue. Les hommes qui se livrent à la méditation ne devront rechercher le travail que lorsqu'ils y seront portés par l'inspiration. Rien ne nuit autant à la santé du cerveau que ces travaux forcés et commandés, où l'esprit n'éprouve aucune satisfaction, aucun charme ; au lieu que, sous une impulsion heureuse, les efforts et les fatigues du cerveau sont à peine sensibles : il se prête avec empressement à produire des idées dont il jouit. L'homme qui médite ne devra jamais se livrer plusieurs heures de suite à une contention cérébrale trop vive ; il interrompra sa méditation par quelque exercice actif. A défaut de cet exercice il recherchera quelque délassement moral, tel que celui de la musique ou celui d'une conversation intéressante. L'estomac étant très-lent dans ses fonctions chez les savans, et chez le plus grand nombre d'eux irrité, l'homme qui médite, pour favoriser la digestion, devra prendre plusieurs heures de repos après s'être alimenté. Rien de plus funeste pour lui que de se livrer à l'étude immédiatement après avoir mangé ; il protégera sa digestion par une grande sobriété, l'usage modéré des alcooliques, le choix d'une nourriture douce, légère, plus souvent végétale qu'animale. Il devra renouveler fréquemment l'air de son appartement, s'y tenir à une médiocre chaleur en hiver et à une température fraîche en été ; il devra être d'une propreté extrême, prendre souvent des bains d'une température moyenne pour favoriser les excrétions de la peau, ne point négliger l'évacuation de la vessie si susceptible de s'enflammer par l'accumulation de l'urine. Il devra avoir des habitudes réglées de sommeil : cette réparation est une des plus indispensables pour le savant ; c'est elle qui le défend contre cette destruction qui le menace et qu'amène tôt ou tard l'ardeur de l'étude.

*Des Professions qui exigent un violent exer-
cice musculaire.*

Les professions qui exercent le système musculaire, lorsqu'elles ne dépassent pas la somme
de forces dévolue à l'individu qui s'y livre, favorisent éminemment la santé; elles procurent
tous les avantages que nous avons exprimés à
l'article *Exercice*. La fonction régulière de tous
les organes, le calme des passions, la tranquillité,
le bonheur en sont des conséquences immédiates.
Mais, lorsque l'individu exagère l'emploi de ses
forces, il épuise précocement son corps : un état
habituel de maigreur, d'inaptitude à toute autre
fonction que la musculaire , une décrépitude
prématurée, sont les fruits inévitables d'un abus
pareil de soi-même. Des anévrismes du cœur et
des gros vaisseaux, des hernies, des hémorragies
pulmonaires, des fractures, des luxations, des
inflammations très-aiguës, en sont les conséquences très-fréquentes.

Les hommes adonnés à ces efforts exagérés,
doivent les interrompre souvent, mettre dans le
repos les organes qu'ils exercent habituellement,
pour faire agir ceux qui ne le sont pas ; par-là ils
rétabliront l'équilibre des forces. Ils doivent s'a-
limenter fréquemment avec des substances ani-

males ou végétales fortement réparatrices ; ils doivent user modérément des alcooliques, dont l'abus, assez fréquent parmi eux, ne fait que développer plus facilement toutes les fâcheuses conséquences attachées à leur profession.

Ces hommes auront besoin de prendre une bonne dose de sommeil pour réparer la déperdition immense qu'ils font à tout instant ; ils devront fréquemment nettoyer par des bains froids leur peau, siége d'une transpiration abondante, qui y laisse un produit excrétif considérable. Ils seront légèrement vêtus en toute saison, porteront des vêtemens laxes qui permettent le libre mouvement des membres. Ces hommes sont généralement d'un moral négligé et grossier ; il leur sera utile quelquefois d'exercer leur esprit par la lecture de quelque bon ouvrage, tendant à développer chez eux une aménité et une urbanité de mœurs qui leur sont inusitées.

### Des Professions qui exercent le système musculaire en moins.

Rien n'est plus contraire à la santé de l'homme, rien n'est plus fertile en maux que cette inaction musculaire, nécessaire à l'exercice d'un très-grand nombre d'arts industriels. Sous l'influence de l'inaction musculaire, loin de la lumière et de l'air, l'homme s'étiole, la peau se décolore, elle perd de sa fermeté, l'appétit diminue, la digestion se fait avec lenteur et peine, les sucs imparfaits qui en résultent sont impropres à la réparation des tissus qui deviennent moux et a- queux. Le cœur ralentit son action, la respiration est gênée et ne s'exerce le plus souvent que sur un air impur. Sous cette influence le système cellulaire et glandulaire s'irritent, et l'on voit alors paraître des tumeurs blanches aux articu- lations, des tubercules dans le poumon, l'engor- gement des ganglions lymphatiques abdominaux et cervicaux. Les os se dévient de leur rectitude naturelle ou se carient. Au milieu de ce dépé- rissement général, les organes génitaux et le cerveau prennent quelquefois un développement extraordinaire. L'individu est alors porté vers les plaisirs vénériens, où son intelligence ac- quiert une grande activité. Au moral les hommes qui s'adonnent ainsi aux professions sédentaires, sont doux, calmes, patiens ; le défaut de sensa- tions nombreuses et variées ne leur permet qu'une capacité médiocre.

Pour contrebalancer d'aussi fâcheux résultats l'hygiène fournit les préceptes suivans.

Les hommes soumis à des influences aussi dé- bilitantes interrompront souvent l'inaction et la monotonie de leur existence par des exercices brusques et actifs; ils devront aller souvent respirer le grand air de la campagne, s'insoler dans toutes les saisons, renouveler fréquemment l'air corrompu de leurs ateliers, y entretenir un air frais en été, un air d'une température moyenne en hiver, se nourrir d'alimens d'une tonicité médiocre, user avec une grande sobriété des boissons fermentées, s'immerger souvent dans des bains d'eau froide et frictionner leur peau, qui est dans un état de langueur et de flaccidité continuelles; c'est à eux sur-tout qu'importent les soins d'une propreté minutieuse.

## *Des Professions qui soumettent le corps à des positions gênantes et forcées.*

Les professions de cette classe nécessitent des positions vicieuses du corps, qui déforment plus ou moins ses organes : telle est celle du cordonnier, du tourneur qui, prenant fréquemment appui sur la partie inférieure du sternum, déterminent un enfoncement dans cette partie de la poitrine.

Le tailleur, qui travaille tout le jour les jambes croisées sur son établi, met un obstacle à la circulation des membres inférieurs, et, de cette gêne de la circulation, résultent la faiblesse de ces parties et quelquefois des anévrismes du cœur.

Les hommes qui portent de lourds fardeaux sur leurs épaules, comme les portefaix, les vignerons et tous les hommes qui travaillent la terre, ont la colonne vertébrale plus ou moins courbée.

L'hygiène conseillera aux tailleurs de varier souvent leurs positions; aux cordonniers et aux tourneurs, d'abandonner leur profession, s'ils éprouvent les moindres accidens à la poitrine; aux portefaix, aux agriculteurs de se livrer à des mouvemens qui puissent redresser la colonne vertébrale, leur recommandant du reste toutes les autres pratiques de l'hygiène.

*Des Professions dans lesquelles les ouvriers sont exposés à l'action pernicieuse de quelque gaz délétère.*

L'air, indépendamment de ses qualités de chaleur, d'humidité et de froideur, peut, dans certains espaces circonscrits, se charger d'émanations délétères: ces émanations sont minérales, végétales ou animales.

Le nombre des professions qui ne s'exercent que dans un air chaud, humide ou froid, est très-considérable; nous ne saurions répéter ce que nous avons dit à cet égard, à l'exposition de l'article air chaud, air humide et air froid ; nous y renvoyons pour apprécier les influences qu'exercent ces différentes qualités de l'air.

Les ouvriers qui travaillent le plomb, l'étain, l'arsenic, le cuivre, le mercure, si communément employés dans nos procédés industriels, sont exposés à la colique métallique, aux tremblemens, aux convulsions, à l'asphyxie, tous accidens occasionnés par les molécules volatilisées de ces métaux qui, incorporées à l'air, arrivent avec lui au poumon, d'où elles exercent leurs ravages ultérieurs.

Pour soustraire l'homme à ces causes désorganisatrices, des médecins philanthropes ont proposé les moyens suivans : de garnir la bouche et les narines de l'ouvrier d'éponges imbibées d'eau ou de substances liquides neutralisantes de celles qui sont émanées dans l'air ; d'autres ont recommandé la pratique de longs tuyaux, dont une des extrémités communiquerait avec la bouche et le nez de l'ouvrier, et l'autre au dehors de l'atelier : par là l'ouvrier respirerait continuellement un air pur.

Mais il suffit d'énoncer ces divers moyens pour faire apprécier toute la difficulté de leur exécution, et quand l'esprit surajoute à ces difficultés l'insouciance de la plupart des ouvriers pour leur santé, la cupidité du chef de l'atelier, qui ne permettrait pas la pratique de soins aussi minutieux, qui lui ravissent un temps précieux à sa fortune, l'on doit rester convaincu que ces procédés, dignes à tous égards de distinctions et d'encouragemens, sont beaucoup mieux placés dans les annales de l'industrie que dans ses ateliers et ses usines. Les seuls bons procédés sont ceux qui préservent l'ouvrier sans qu'il ait à songer lui-même aux moyens de sa conservation. Le procédé ingénieux qu'a imaginé M. d'Arcet, pour garantir les doreurs sur bronze des émanations mercurielles, est tout-à-fait dans ces conditions. Un fourneau d'appel est placé dans la cheminée de l'atelier où se fait l'opération : la chaleur développée par ce tuyau raréfiant l'air contenu dans la cheminée, le force à s'échapper en s'élevant; et l'air déplacé est à l'instant remplacé par celui contenu dans l'atelier : par ce procédé, la cause du danger est incessamment éloignée. L'invention de M. d'Arcet n'est pas seulement applicable aux vapeurs mercurielles : elle garantit avec la même efficacité de toutes les autres vapeurs métalliques.

Il est une classe d'artisans spécialement exposés à l'action des gaz délétères, les mineurs, plongés dans les entrailles de la terre pour en tirer des métaux précieux à l'industrie ; les vapeurs qui peuvent atteindre les mineurs sont au nombre de trois, et connues sous les noms vulgaires de feu brison , ballon et moffette.

Le feu brison ou feu sauvage qu'on rencontre dans la mine sous forme de toiles d'araignée, s'échappe en sifflant de ces souterrains, et s'enflamme au premier corps en ignition qui se trouve sur son passage, en produisant une explosion terrible.

Le ballon tire son nom de sa forme ovalaire : il est suspendu en l'air sous cette forme ; les ouvriers, qui ne peuvent l'éviter au moment où il vient à crever, sont frappés d'asphyxie mortelle.

La moffette est une vapeur épaisse qui s'exhale des fosses profondes des mines au moment où on les ouvre. Cette vapeur asphyxie subitement; les mineurs sont avertis de sa présence par l'éclat déclinant de leurs lumières qui pâlissent à sa rencontre.

Les moyens de préservation contre ces différens gaz, étaient assez équivoques, assez incertains jusqu'au moment de la découverte de la lampe du mineur, par le célèbre chimiste anglais Davy ; cet instrument ingénieux met dorénavant la vie du mineur à l'abri de ces gaz pernicieux.

Le mineur n'est pas seulement sous l'influence de ces gaz délétères; il a encore à redouter l'action permanente d'un air privé de lumière, humide, et non renouvelé.

Sous l'atteinte de ces causes nombreuses de destruction, les mineurs dégénèrent en hommes débiles et exsangues, et sont exposés aux maladies chroniques des articulations, à la formation des tubercules pulmonaires et cervicaux. L'abus qu'ils font presque tous des boissons alcooliques accélère le terme d'une existence déjà fort réduite par la nature de leur travail.

L'hygiène, après avoir fourni aux mineurs les puissantes garanties de conservation dont nous avons précédemment parlé, leur conseillera de suspendre souvent leurs travaux ténébreux, pour aller s'exposer à la lumière et à l'air. Elle leur recommandera une propreté excessive, l'usage d'une nourriture saine et fortifiante, et celui modéré de la boisson vineuse ; elle leur prescrira de ne consacrer à ces travaux dangereux que quelques années de la vie, celles de la jeunesse, où une vigueur toute puissante résiste plus facilement à toutes les causes de destruction ; elle interdira rigoureusement cette profession aux gens débiles et mal organisés.

## Des Professions qui exposent à la respiration d'un air chargé de substances animales volatilisées.

Il est une série nombreuse de professions soumises à l'influence pernicieuse de substances animales en émanation dans l'air : telles sont celles du vidangeur, du tanneur, du boyaudier, du fabricant de chandelles, du cureur d'égouts, de l'écarisseur, du fossoyeur, etc. Ces émanations décolorent les chairs, déterminent une bouffissure générale des tissus, produisent le charbon, des gastro-entérites et pulmonites, aiguës et chroniques.

Les ateliers où se font de pareilles préparations, devront être pourvus d'appareils Guytoniens, pour dégager le chlore, acide minéral qui a la propriété de neutraliser ces gaz.

Mais la plus périlleuse de toutes ces professions est incontestablement celle du vidangeur. Le vidangeur est exposé à l'action de deux gaz éminemment délétères : la mitte et le plomb. La mitte, vapeur ammoniacale, qui a une odeur piquante, produit sur les yeux une cuisson insupportable ; elle détermine des coryzas, des opthalmies et des toux plus ou moins vives. Le plomb est le produit de la combinaison des deux gaz hydrogène sulfuré et hydro-sulfure d'ammoniaque et quelquefois du gaz azote. Le plomb occasionne deux asphyxies : la première, résultante de la prédominance du gaz azote, est une asphyxie simple, par défaut de gaz respirable; la seconde, due à la prédominance des gaz hydrogène sulfuré et hydro-sulfure d'ammoniaque, s'accomplit au milieu de convulsions terribles et est due à la désorganisation du poumon par ces deux gaz.

L'invention toute récente des fosses mobiles inodores due à MM. Cazaneuve, en rayant de la liste des professions dangereuses celle du vidangeur, a rendu un service signalé à l'humanité.

C'est sur-tout aux hommes adonnés à ces professions pernicieuses qu'importent les préceptes de l'hygiène exposés à l'égard des précédentes.

### *Des Professions où l'on respire un air chargé de parties pulvérulentes végétales.*

Les professions où l'on respire un air chargé de parties pulvérulentes végétales sont les suivantes : celles du boulanger, du pâtissier, du meûnier, du perruquier, de l'amidonier, du sasseur, du blutteur, du mesureur de grains, du parfumeur, du marchand de tabac, du confiseur, du ramoneur, du charbonnier, du cotonier, etc.

Cet air pulvérulent, introduit dans la poitrine par la voix de la respiration, y exerce une action plus ou moins irritante, et finit à la longue, quand son action est sans intermittence, par y déterminer une irritation chronique de cet organe.

Les ressources de l'hygiène sont ici assez impuissantes ; elles se réduisent à conseiller à ces ouvriers de s'envelopper le visage d'un voile de gaze ou de mousseline, afin de tamiser l'air qui arrive à leur poumon ; d'interrompre fréquemment leurs occupations pour aller respirer un air pur ; ils devront nétoyer leur peau dans des bains tièdes, user d'une nourriture saine, et renoncer à leur profession aussitôt qu'ils sentiront leur poitrine s'irriter maladivement.

# TROISIÈME PARTIE.

## HYGIÈNE DE LA FONCTION DE GÉNÉRATION.

C'est par un charme puissant, irrésistible, que l'homme est appelé à la fonction de génération : ici la nature inquiète sur la conservation de l'espèce l'a recommandée à l'attention de l'homme par le plaisir et l'enchantement les plus sensibles à l'organisation humaine. Contente de placer des jouissances ordinaires pour satisfactions aux besoins dont l'exercice importe seulement à l'existence de l'individu, elle a recueilli dans cette occasion toute sa vigilance, et a imposé à l'homme la conservation de son espèce par le motif le plus impérieux, celui de l'attrait le plus enivrant.

Le besoin de l'amour, long-temps silencieux chez l'homme, éclate tout-à-coup à l'âge de puberté, qui est pour l'homme des climats tempérés de quinze à seize ans ; son organe génital, jusqu'alors froid, muet, insensible, est tout-à-coup aiguilloné par ce besoin nouveau. La transmission de cette impression a lieu au cerveau, et y fait éclore une foule d'images délicieuses, quoique confuses et embarrassantes pour son intelligence inaccoutumée à ce langage nouveau; la sensibilité générale est augmentée; les sens étincellent de vivacité et d'ardeur; l'imagination prend une prédominance notable sur toutes les autres facultés de l'entendement suspendues; elle enfante en foule des images de plaisir, de bonheur et de volupté, auxquelles l'homme se complait sans pouvoir en pénétrer la source : inquiet, curieux, confus, il se retire et va dans la solitude interroger le tumulte toujours croissant de son esprit; il s'y plait un instant, il y savoure à longs traits, sans contrariété, sans importunité, ce ravissement général occasionné par l'exaltation de tout son organisme : mais bientôt ramené vers ce monde, que son imagination colore des plus vives couleurs, il y épand sur tous ses semblables les sentimens délicieux qui agitent son cœur : tout a pris du charme, de l'existence pour lui; intéressé à tous les mouvemens de la nature, il s'en fait le centre de relation et la coordonne toute entière à lui-même. Cependant le jour commence à luire sur les incertitudes et les anxiétés de son âme agitée; il commence à pénétrer le mystère de la volupté; il se plait avec tous ses semblables, mais il est porté d'une manière plus entraînante vers les individus de l'autre sexe ; les femmes ont alors pour lui une valeur toute absolue ; elles lui paraissent toutes aimables , belles, enchanteresses; parmi elles cependant il en est une dont le regard , la voix, la physionomie et les formes, ont porté un charme plus puissant à son cœur; dès-lors , l'homme devient indifférent à tout, hormis à l'objet qui le captive; craintif, pudibond, il s'en approche et le provoque avec défiance ; mais bientôt encouragé par une résistance, qui n'est que simulée, tout son organisme s'exalte, s'insurge et entre en efforts pour atteindre la satisfaction qu'il recherche avec ardeur et fureur; son cœur est agité d'un mouvement convulsif; ses membres sont palpitans; son regard s'allume et se plonge avec ardeur sur celle qui l'exalte et l'attraie; sa voix est sonore et tremblante; son odorat n'est sensible qu'aux émanations de son amante; son oreille n'est ouverte qu'aux doux sons de sa voix; sa peau est douée d'une exquise sensibilité qui lui rend délicieux le contact de sa maîtresse. Dans ce tumulte universel de lui-même, l'homme poursuit la femme, la presse, l'atteint, et l'acte générateur s'accomplit au milieu de mouvemens convulsifs.

La puberté, modifiée chez la femme par la

pudeur et l'éducation, présente des images analogues.

Voilà une scène prise dans la nature ; mais
combien peu elle a de ressemblances dans la société ! Au milieu de propos désordonnés et d'i-
mages voluptueuses, l'imagination des enfans
des deux sexes est provoquée incessamment vers
des jouissances intempestives ; bien avant dans
l'âge de l'innocence, l'enfance instruite par les
soins de la débauche, prend connaissance de
son être et en exerce licencieusement les attributs, au mépris des sages institutions de la nature, qui se réservait, dans des temps plus reculés, d'aller faire elle-même un appel à ses
nouveaux besoins.

Les médecins qui exercent leur art dans les
établissemens publics d'instruction des deux
sexes, savent seuls combien est général et déplorable cet abus que l'homme fait de lui-même.
Hélas ! il en est peu, bien peu de ces malheureux
enfans qui échappent au fléau terrible de l'onanisme ; au milieu des ennuis, des contrariétés,
des déplaisirs de leur état, ils n'imaginent pas
de plus doux passe-temps, de plus équitable
compensation à toutes leurs tribulations. Il s'y
livrent avec une ardeur et une fureur relatives à
leur sensibilité, à leurs forces, à leur âge, et

en toute sécurité, ignorant les précipices sur lesquels ils marchent, au milieu de quelques fleurs artificielles et avortées. Cependant l'enfant qui vient de s'imposer cette modification dangereuse, éprouve un changement sensible au physique comme au moral ; il se décolore, il maigrit : ses yeux se cernent, sa peau jaunit, ses lèvres pâlissent, son estomac ne digère plus ; il devient inquiet, morose, taciturne ; son aptitude aux travaux intellectuels décroît, la mémoire s'affaiblit, l'attention n'a plus la même force, l'imagination ne se prête plus qu'aux rêves de ses honteux plaisirs ; sa croissance s'arrête, une violente excitation existe aux organes génitaux, qui prennent momentanément un volume considérable, pour tomber plus tard dans l'atonie, se flétrir et s'atrophier. Si cette pratique vieillit, quelqu'irritation va retentir sur les organes de la poitrine, de l'abdomen ou du cerveau : l'enfant devient épileptique, idiot, maniaque, meurt de phthysie ou de gastro-entérite chronique. Tel est le tableau fort en raccourci des funestes effets de l'onanisme qu'on trouve exposés avec tant de détails dans le traité de Tissot, spécial à cette matière.

Les conséquences funestes de ce vice coupable ne frappent pas seulement l'homme dans son enfance, elles le poursuivent et l'atteignent dans toutes les périodes de sa vie : qu'on appelle les médecins praticiens, qu'on les interroge sur le nombre des maladies qu'ils ont traitées et dont l'onanisme autrefois exercé avait été la prédisposition, et l'on sera effrayé de leur déclaration. Cette hideuse contagion sollicite l'attention des pères de famille et des législateurs ; cette habitude, une des plus oppressives, une des plus impérieuses, ne s'apaise guères par les prières, les remontrances et les menaces : j'ai vu tous ces moyens impuissans contre bon nombre d'enfans d'un caractère cependant assez doux et assez flexible; et j'ai vu l'onanisme s'arrêter devant la lecture du livre de Tissot, qu'un père malheureux avait saisi en désespéré, après avoir tout essayé vainement. La même expérience répétée par beaucoup de médecins a obtenu le même succès : il faut le dire, les images effrayantes que Tissot a tracées sont le seul moyen préservateur à opposer à ce vice destructeur, qui déborde tous les jours sur la société. La morale, la conservation de l'espèce, exigent désormais que le livre de Tissot devienne populaire, et que chaque enfant ait un Tissot comme il a un alphabet.

## *Effets du Coït sur l'économie animale.*

Après avoir vu précédemment les effets pré-
curseurs du coït , il ne nous reste plus qu'à examiner ceux qu'il exerce postérieurement.

Le coït, lorsqu'il est pris modérément, a une
influence bienfaisante et salutaire sur toute l'é-
conomie animale : il donne à l'estomac plus
d'activité, les digestions sont meilleures , l'absorption intestinale et interstitielle est plus
prompte , la circulation plus vive , les muscles
plus agiles, plus contractiles ; de toute part les
organes travaillent et concourent pour réparer
la déperdition qu'a fait éprouver l'acte générateur ; au moral, l'homme est plus doux , plus
bienveillant ; il est calme, tranquille , disposé
à la jouissance, au contentement ; voilà les influences de la modération dans le coït : exami-
nons celles qui résultent de son abus.

L'abus du coït est général chez les peuples
civilisés, et sur-tout chez les habitans des grandes
cités. Ce n'est pas assez que la nature ait donné
à l'homme la jouissance permanente de ce plaisir , à l'exclusion de tous les autres êtres animés
qui ne s'y livrent que pendant un temps fort
court de l'année ; l'homme exagère ce besoin ,
emporté par l'attrait du plaisir et souvent aiguil-

lonné par l'amour propre et la vanité ; mais ce n'est jamais sans impunité qu'un pareil excès s'exerce. Les hommes qui abusent du coït s'épuisent précocement : l'excitation funeste des organes génitaux tend à s'irradier sur toute l'économie animale. Elle se fixe souvent sur l'estomac, et alors elle y détermine une irritation manifestée par l'inapétence des alimens, leur pesanteur après qu'ils y ont été ingérés. Les digestions sont imparfaites, et leurs sucs appauvris, portés dans la masse du sang, sont impropres à la nutrition ; un état de débilité profonde succède à ces déperditions multipliées : la peau se décolore, les yeux se cernent, et l'individu abusif tombe dans un marasme accompagné souvent de la destruction de l'estomac ; ou bien la surexcitation s'établit sur le poumon, et l'individu meurt après avoir parcouru toutes les périodes de l'inflammation chronique de cet organe. Tantôt c'est au cerveau que se porte la surexcitation, où elle détermine des perversions de la faculté locomotrice, et de la faculté intellectuelle, manifestées par des convulsions, des paralysies, l'aliénation mentale ; ou bien l'organe cérébral est assailli par un afflux de sang, et l'individu succombe apoplectique. Les névralgies sont aussi une conséquence commune de cet abus. L'impuissance absolue des organes vénériens en résulte souvent. Les hôpitaux des grandes villes sont remplis de maniaques, d'épileptiques, de névropathiques et d'apoplectiques, qui ne doivent leurs maux qu'à cet excès.

Pour les femmes, aux phénomènes précédemment énumérés, s'adjoint la phlegmasie chronique du vagin ou de l'utérus et de ses annexes, qui finit souvent par la désorganisation de ces tissus.

Au moral les phénomènes ne sont pas moins saillans : l'individu qui abuse du coït devient irritable, quinteux ; son caractère se déprave, son intelligence s'affaiblit, la mémoire baisse graduellement, l'attention se fatigue aisément, le jugement perd de sa précision, et l'homme qui était né avec des facultés supérieures, tombe, par un état d'amortissement successif, dans la dernière médiocrité, déplorant en même temps la perte d'une foule de sentimens généreux et brillans qui meurent impitoyablement étouffés par cet excès ; ou bien plongé dans une hypocondrie profonde, tourmenté par des inquiétudes vaines, pusillanimes qui se succèdent à tout instant et à tout propos, il est jeté dans un mépris marqué de la vie. Lassé de tout, à charge à lui-même et aux autres, souvent, par un dernier excès , il met fin lui-même à sa déplorable existence.

Voilà, quant aux individus , les déplorables conséquences de l'abus du coït ; mais quant à l'espèce , il en est une bien insigne : la maladie vénérienne, produit de l'abus vénérien , a signalé son existence sur toute la terre peuplée , par des maux nombreux qui ont rencontré dans chaque pays des historiens. Ce fléau , qui va frapper la vie à sa source , est une tache infamante pour l'humanité , dont elle avilit le caractère et la dignité. L'amélioration des mœurs publiques peut seule faire justice de ce hideux stygmate dont le vice a flétri l'espèce de l'homme.

De tous les tempéramens , le nerveux est celui qui supporte le moins les excès vénériens , et par une disposition malheureuse , il est celui qui y est le plus appelé par la vivacité de sa sensibilité.

Les femmes supportent beaucoup mieux les excès vénériens que les hommes , à raison de la déperdition du fluide spermatique qui n'est particulière qu'à l'homme ; mais elles sont comme lui susceptibles de l'épuisement de la sensibilité générale qu'amène cet excès. Les femmes qui se livrent à l'abus du coït , se déparent des attributs les plus piquans de leur sexe , la pudeur et la chasteté; et après avoir servi un très-court temps à assouvir la brutalité de quelques hommes effrénés, elles finissent par devenir l'objet de leur mépris et de leur dédain.

*Des influences des agens hygiéniques sur le Coït.*

Rien ne favorise autant la fonction du coït qu'une nourriture animale et la boisson alcoolique prises avec modération. Un exercice modéré du corps y contribue aussi. L'inaction fait participer les organes génitaux à l'atonie générale qu'elle engendre, et des travaux excessifs, par la révulsion puissante qu'ils exercent, les jettent dans une insensibilité profonde. Un exercice considérable de l'esprit par une révulsion analogue, altère la faculté génératrice. Les savans, les hommes qui méditent, n'eurent jamais la réputation d'être de chauds partisans de Vénus.

Toutes les saisons de l'année ne sont pas également propres au rapprochement des sexes; par un froid rigoureux, les organes de la génération s'engourdissent et deviennent insensibles; une chaleur excessive les fait participer à l'abattement général où elle plonge l'économie; le printemps et l'automne sont les deux époques

de l'année les plus favorables aux ébats amou-
reux.

Quels sont les momens de la journée les plus
convenables pour l'accomplissement du coït ?
Si l'on se rappelle la puissante excitation qu'imprime à toute l'économie le coït, la révulsion
considérable qu'exercent alors les organes génitaux, qui semblent attirer à eux toute la vie, l'on
conviendra que les momens les plus favorables
à cet acte sont ceux où l'économie animale est
libre de tout travail principal ; ainsi ce ne sera
pas après un repas copieux, des indigestions
mortelles pourraient en résulter ; ce ne sera pas
non plus après quelque grand exercice de l'esprit
ou du corps, la sensibilité est trop épuisée alors
pour accomplir une pareille fin ; les momens les
plus propices sont ceux où un état de liberté et
de repos de l'esprit et du corps permettent d'entreprendre cet acte important.

Le moment de la menstruation est impropre
au coït ; exercé dans ce moment il peut devenir
funeste à la femme, en supprimant l'évacuation
menstruelle ; il est également inopportun pendant le temps de la gestation, le spasme et l'agitation qu'éprouve l'utérus peuvent amener
l'avortement : beaucoup d'avortemens ne recon-
naissent pas d'autre cause ; c'est sur-tout pendant

les premiers mois que ces accidens sont à redouter; le moment de la lactation n'est pas plus convenable, l'excitation puissante de l'utérus exerce une révulsion considérable sur les mamelles, dont elle peut supprimer la secrétion ou altérer les qualités du fluide nourricier.

Le coït exercé avec des femmes valétudinaires, atteintes d'affections chroniques, est malsain; l'homme qui s'y soumet en porte tôt ou tard la peine. Les médecins ont depuis long-temps observé que les individus phthisiques communiquaient à la longue une altération analogue aux individus qui coïttaient avec eux.

### De la Continence, et de ses effets sur l'économie animale.

Le mal est toujours dans les extrêmes : la nature n'aime à marcher que dans des voies modérées. Si les abus du coït engendrent une foule de maladies, son abstinence n'est pas non plus sans danger.

L'homme jeune, vigoureux, bien constitué, qui se soumet à l'abstinence des plaisirs vénériens, éprouve les phénomènes suivans. Une douleur gravative se fait sentir derrière le pubis; les testicules se gonflent, deviennent douloureux, le pénis éprouve des intumescences fréquentes ; l'excitation vive qui existe sur les organes génitaux se communique au cœur, qui bat d'un mouvement plus rapide ; tous les phénomènes de la circulation sont accrus ; l'œil est injecté, brillant, la voix émue, les lèvres tremblantes : tous les traits de la physionomie expriment l'ardeur et le désir ; le cerveau, qui partage encore l'excitation à un plus haut degré que tous les autres organes, est assailli d'images lubriques ; l'imagination se berce de rêves libidineux ; l'esprit est dans un véritable état de délire. Cet état peut amener les résultats les plus funestes, si une prompte et indispensable satisfaction ne vient mettre un terme au danger qui menace l'homme trop continent.

La continence chez les individus que la force de leur constitution et l'ardeur de la jeunesse appellent à la jouissance des plaisirs vénériens, peut occasionner toutes les maladies nerveuses connues, et la manie, qui est la plus redoutable de toutes.

# TABLE

## DES MATIÈRES

### Contenues dans cet Ouvrage.



## PREMIÈRE PARTIE.

## DEUXIÈME PARTIE.

## TROISIÈME PARTIE.

www.ingramcontent.com/pod-product-compliance
Lightning Source LLC
LaVergne TN
LVHW021938030726
842523LV00001B/202